Medical Rehabilitation
編集企画にあたって………

　「2025 年には 2 人に 1 人は脳卒中」と言われてきました．少子高齢化でますます出生率も低下してきているので，それほど罹患している人が多いのが現実となってきました．脳血管障害は，損傷した脳の領域により多彩な症状を呈します．代表的なものが麻痺ですが，残念ながら脳卒中になってしまった 5 年後どのような状況であるかというと 2/3 の人に麻痺などの障害が残っていると言われています．また，20％ほどの人が脳卒中を再発し，認知症を発症しているとも言われています．

　脳卒中後遺症の代表である麻痺は，発症からの期間に左右され時期が来ると改善しないものとされてきました．自らの経験からも既存の療法のみでの機能改善はすでに発症からの時期により限界が認められていたのは確かでした．しかしながら，革命的な脳機能画像の進歩により，脳卒中患者の ADL 改善は言うまでもなく，中等度や軽度の麻痺に関しては健側による代償動作ではなく，リハビリテーション治療により麻痺側そのものの機能改善に注目が集まってきました．その代表的な治療法が，CI 療法，我々が 2008 年度から行っている反復性経頭蓋磁気刺激療法や 2010 年 10 月末より上下肢痙縮に対して保険収載されたボツリヌス療法で，多くの研究がなされ，効果の EBM もしっかりと確認されるようになりました．

　また，脳卒中に対するリハビリテーション治療はシームレスで行う重要性も，管理や適応基準を明確にした超急性期における高頻度高負荷の訓練の重要性も明確になってきました．回復期リハビリテーション病棟も生活期のリハビリテーション治療も質で評価される時代にどんどん移行してきています．本特集において，脳血管障害のリハビリテーション治療となると広範囲になるため，片麻痺患者へのリハビリテーション治療として知っておいてもらいたい解剖と画像所見を最初にまとめていただいたあとに，急性期，回復期，生活期に重要な点，理学療法士や作業療法士から見た点に焦点を絞りながら，経頭蓋磁気刺激，ボツリヌス療法，装具療法，栄養管理と片麻痺患者へのリハビリテーション治療において知っていなければならない項目もまとめてもらいました．

　執筆を担当された先生方は，現在，我が国の第一線で研究や診療に従事している先生ばかりです．大変お忙しい中，時間を割いていただき，この場をお借りして感謝を申し上げたいと思います．どっぷり臨床をしていないと書けない内容や役立つ内容が各々の単元に見ることができました．実臨床に基づいた本書を，医師を始めとして，リハビリテーションに関わるすべての専門職のみなさまの座右に置いていただく 1 冊として，ご活用いただけると思います．

2022 年 11 月
安保雅博

JN117583

Key Words Index

Writers File

ライターズファイル（50音順）

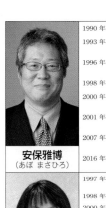

安保雅博
（あぼ まさひろ）

1990年	東京慈恵会医科大学卒業
1993年	神奈川リハビリテーション病院 リハビリテーション科，医員
1996年	東京都立大久保病院 リハビリテーション科，医員
1998年	スウェーデン カロリンスカ研究所／病院
2000年	東京慈恵会医科大学 リハビリテーション医学講座，講師
2001年	東京慈恵会医科大学附属病院 リハビリテーション科，診療部長
2007年	東京慈恵会医科大学 リハビリテーション医学講座，主任教授
2016年	東京慈恵会医科大学附属病院，副院長

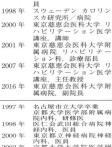

菊地尚久
（きくち なおひさ）

1990年	金沢大学卒業 同大学大学院医学研究科入学
1992年	米国カリフォルニア大学アーバイン校医学部リハビリテーション研究施設留学
1996年	金沢大学大学院修了，医学博士取得
1999年	横浜市立大学医学部附属病院リハビリテーション科，助手
2004年	米国バージニアコモンウェルス大学リハビリテーション科研修
2006年	横浜市立大学附属病院リハビリテーション科，准教授
2014年	同大学附属市民総合医療センターリハビリテーション科・リハビリテーション部，部長
2017年	千葉県千葉リハビリテーションセンター，副センター長
2020年	同，センター長

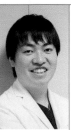

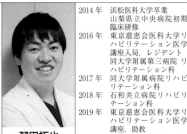

羽田拓也
（はだ たくや）

2014年	浜松医科大学卒業 山梨県立中央病院初期臨床研修
2016年	東京慈恵会医科大学 リハビリテーション医学講座入局，レジデント 同大学附属第三病院 リハビリテーション科
2017年	同大学附属病院リハビリテーション科
2018年	石和共立病院リハビリテーション科
2019年	東京慈恵会医科大学 リハビリテーション医学講座，助教 同大学附属病院リハビリテーション科

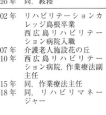

植木美乃
（うえき よしの）

1997年	名古屋市立大学卒業 京都大学医学部附属病院研修医
1998年	医仁会武田総合病院神経内科，医員
2000年	東京都立神経病院神経内科，医員
2002年	京都大学大学院医学研究科博士課程入学（脳統御医科学系専攻）
2006年	同，卒業 米国国立衛生研究所，研究員
2007年	京都大学医学部附属病院高次脳機能総合研究センター，研究員
2008年	名古屋市立大学病院神経内科，臨床研究医
2010年	同大学大学院神経内科，助教
2014年	同，講師
2019年	同，准教授
2020年	同，准教授

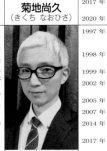

佐々木信幸
（ささき のぶゆき）

1997年	東京慈恵会医科大学卒業 同大学リハビリテーション医学講座入局
1998年	東京都リハビリテーション病院リハビリテーション科，研修医
1999年	東京都立豊島病院リハビリテーション科，医員
2002年	東京慈恵会医科大学リハビリテーション医学講座，助手
2005年	東京都立大塚病院リハビリテーション科，医員
2007年	東京都立墨東病院リハビリテーション科，医長
2014年	国際医療福祉大学熱海病院リハビリテーション科，准教授
2017年	東京慈恵会医科大学リハビリテーション医学講座，准教授
2020年	聖マリアンナ医科大学リハビリテーション医学講座，主任教授

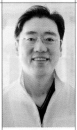

濱口豊太
（はまぐち とよひろ）

1993年	長崎大学医療技術短期大学部卒業 帝京大学医学部附属市原病院，作業療法士
1998年	国際医療福祉大学，助手
2003年	新潟医療福祉大学，講師
2005年	東北大学大学院医学系研究科医科学専攻修了，博士（医学）
2008年	埼玉県立大学，准教授
2013年	同大学，教授
2020年	同大学研究開発センター，センター長

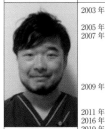

...

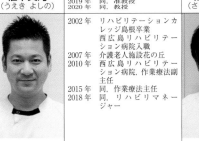

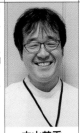

漆谷直樹
（うるしだに なおき）

2002年	リハビリテーションカレッジ島根卒業 西広島リハビリテーション病院入職
2007年	介護老人施設花の丘
2010年	西広島リハビリテーション病院，作業療法副主任
2015年	同，作業療法主任
2018年	同，リハビリマネージャー

中山恭秀
（なかやま やすひで）

1992年	東京都立医療技術短期大学 東京慈恵会医科大学附属病院 リハビリテーション科
1998年	明治学院大学社会学部卒業
2001年	筑波大学大学院教育学研究科（修士課程）修了
2003年	東京慈恵会医科大学附属第三病院，主任
2007年	同，係長
2012年	筑波大学大学院人間総合科学研究科（博士課程）修了
2013年	東京慈恵会医科大学附属第三病院，技師長
2017年	同大学附属病院（本院），技師長
2019年	広島大学医学部，客員教授
2021年	東京慈恵会医科大学リハビリテーション医学講座，准教授

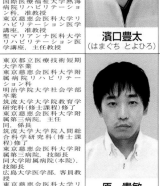

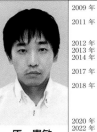

原 貴敏
（はら たかとし）

2009年	岩手医科大学医学部卒業
2011年	東京慈恵会医科大学 リハビリテーション医学講座，助教
2012年	同大学附属病院，助教
2013年	東京都大原記念病院
2014年	東京慈恵会医科大学附属第三病院
2017年	同大学附属第三病院，助教
2018年	Western university Schulich School of Medicine & Dentistry Parkwood Institute, Research fellowship
2020年	東京慈恵会医科大学 リハビリテーション医学講座，講師
2022年	東京慈恵会医科大学 リハビリテーション医学講座，講師

角田 亘
（かくだ わたる）

1991年	東京慈恵会医科大学卒業
1993年	国立循環器病センター内科脳血管部門，レジデント
2000年	星ヶ丘厚生年金病院脳血管内科，医長
2004年	Stanford大学脳卒中センター，客員研究員
2010年	東京慈恵会医科大学リハビリテーション医学講座，講師
2012年	同，准教授
2017年	国際医療福祉大学医学部リハビリテーション医学教室，主任教授

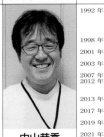

新見昌央
（にいみ まさちか）

2009年	東京慈恵会医科大学卒業
2011年	同大学附属柏病院初期研修修了 同大学リハビリテーション医学講座入局 同大学附属第三病院リハビリテーション科
2012年	医療法人財団健貢会総合東京病院リハビリテーション科
2014年	東京都立墨東病院リハビリテーション科
2017年	東京慈恵会医科大学大学院医学研究科卒業 同大学附属柏病院リハビリテーション科
2019年	同大学リハビリテーション医学講座，講師 ベルギー・リエージュ大留学 Coma Science Group
2021年	東京慈恵会医科大学附属第三病院リハビリテーション科
2022年	日本大学医学部リハビリテーション医学分野，主任教授

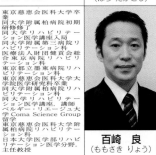

百崎 良
（ももさき りょう）

2004年	東京慈恵会医科大学卒業
2004年	同大学附属第三病院初期臨床研修
2006年	東京都立大塚病院リハビリテーション科
2008年	東京慈恵会医科大学附属第三病院リハビリテーション科
2013年	東京大学大学院医学系研究科公共健康医学専攻修了
2016年	帝京大学リハビリテーション科，准教授
2020年	三重大学大学院医学系研究科リハビリテーション医学分野，教授

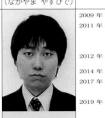

勝谷将史
（かつたに まさし）

2003年	兵庫医科大学卒業 同大学病院，研修医
2005年	川西市民病院産婦人科
2007年	兵庫医科大学リハビリテーション医学教室入局 関西リハビリテーション病院リハビリテーション科
2009年	西宮協立リハビリテーション病院リハビリテーション科
2011年	同，医長
2016年	同，副部長
2019年	同，部長

Contents

脳血管障害の片麻痺患者へのリハビリテーション治療マニュアル

編集企画／東京慈恵会医科大学主任教授　安保　雅博

Monthly Book

MEDICAL REHABILITATION No. 282/2022.12 目次

編集主幹／宮野佐年　水間正澄

Monthly Book
MEDICAL REHABILITATION

好評
No.276
2022年7月
増刊号

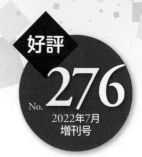

回復期
リハビリテーション病棟における
疾患・障害管理のコツQ&A
―困ること，対処法―

編集企画　西広島リハビリテーション病院院長　**岡本隆嗣**

B5判　228頁　定価 5,500 円（本体価格 5,000 円＋税）

学ぶべきこと、対応すべきことが多岐にわたる回復期リハビリテーション
病棟で遭遇する様々な疾患・障害の管理や対応方法を 1 冊にまとめました！
回復期リハビリテーション病棟での現場において、今後のための入門書と
して、今までの復習として、ぜひお役立てください！

目次 ◆◆◆◆

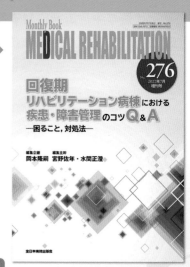

24 の疾患・障害に関する 40 項目の
ギモンにお答えしています！

 全日本病院出版会　〒113-0033 東京都文京区本郷 3-16-4　Tel:03-5689-5989
www.zenniti.com　Fax:03-5689-8030

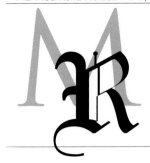

特集／脳血管障害の片麻痺患者へのリハビリテーション治療マニュアル

片麻痺に関わる解剖と脳血管障害の画像所見

植木美乃*

Abstract　片麻痺は脳卒中全体の症状として最も多く，その病態理解はリハビリテーションを施行していく上で非常に重要である．脳の機能は部位ごとに異なるため，脳の機能局在を事前に把握し，CT，MRI と症状を比較しどの部位が障害されているかを判断する．片麻痺に関わる解剖における最も重要な経路として錐体路が挙げられ，前頭葉の一次運動野(Betz 細胞)から起始し，放線冠，内包後脚，中脳大脳脚を経て，大部分(75〜90%)は延髄下部で対側に交叉(錐体交叉)する．さらに，脳血管の支配領域を頭に入れ，血管の支配領域を知ることで，障害された血管や脳領域を推定することが可能である．これらの神経経路や脳血管解剖知識に基づき，神経診察や CT/MRI 画像所見と合わせて錐体路のどの部分が障害され片麻痺が出現しているかを理解できると同時に，リハビリテーションにおける治療戦略や運動機能予後予測にもつながる．

Key words　錐体路(corticospinal tract)，脳血管(cerebrovascular)，CT(computed tomography)，MRI(magnetic resonance imaging)

片麻痺に関わる解剖

　昨今の致死的脳障害の減少とともに後遺症を持った患者数が増加している．したがって脳卒中の治療は早期より生命予後のみならず機能予後を考える必要があり，脳卒中患者の経過観察，予後予測，リハビリテーション治療の効果判定の上で患者の臨床症状や機能状態，activities of daily living(ADL)など客観的評価が非常に重要である．JSSRS(Japan Standard Stroke Registry Study)に登録された発症 1 週間以内の脳卒中患者 1 万2,862 名の検討では，脳卒中全体の初発症状として片麻痺は最も多く，65.3%であった[1]．脳の機能は部位ごとに異なるため，脳卒中によって現れる症状も損傷の部位や広がりによって様々である．したがって脳の機能局在を事前に把握し，

CT，MRI と症状を比較し，どの部位が障害されているかを判断することは重要である．

　片麻痺は主に錐体路(皮質脊髄路)のいずれかの部分が障害された場合に出現する．例えば，多くの脳卒中では，内包後脚や放線冠を含む病変による片麻痺が多く，顔面を含む上肢優位の片麻痺が多い．ラクナ梗塞では，病巣部位により，放線冠，内包前脚，内包後脚前方，橋に梗塞巣をもつ場合には顔面・上肢の麻痺が強くなり内包後脚後部に梗塞巣をもつ場合には下肢の麻痺が強くなる．

1．錐体路

　運動系には，錐体路(皮質脊髄路)，皮質延髄路，錐体外路がある．その中で特に片麻痺に関連する錐体路は，前頭葉の一次運動野(Betz 細胞)から起始し，放線冠，内包後脚，中脳大脳脚を経て，大部分(75〜90%)は延髄下部で対側に交叉(錐体交

* Yoshino UEKI，〒 467-8602 愛知県名古屋市瑞穂区瑞穂町字川澄 1 番地　名古屋市立大学リハビリテーション医学分野，教授

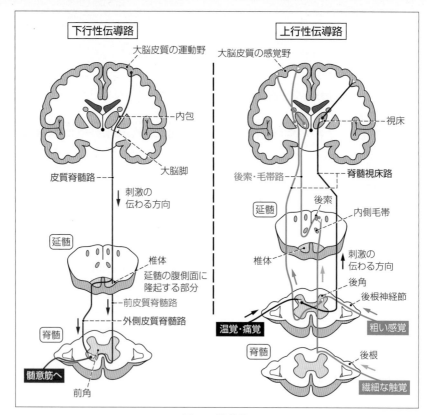

図 1. 錐体路

叉）する（**図1**）．その後に外側皮質脊髄路となって脊髄側索を下行する．残りの線維は同側の脊髄前索内側部を前皮質脊髄路として下行する．いずれも脊髄前角細胞とシナプスを形成し，前角細胞からは末梢運動神経を介して筋肉を支配し，運動単位を形成する．一次運動野は，中心溝の前でBrodmannのarea 4野に相当し，前運動野がarea 6に相当する．一次運動野では，体の部位ごとに錐体細胞が分布し，内側から外側へ下肢➡上肢➡手指➡顔面の順に配列し，手指や顔面の支配領域が広いのが特徴である．その後は神経線維が回転するように放線冠，内包へと下行し，腹側から背側へ顔面➡上肢➡下肢の順に局在するようになる．さらに，一次運動野へは運動前野，補足運動，一次感覚野および頭頂連合野からの線維連絡があり，随意運動のコントロールを行っている．一側のテント上での錐体路が障害されると，対側の上下肢に麻痺（片麻痺）が見られる．

さらに，皮質延髄路では，一次運動野から起始し，脳幹において対側へ交叉または非交叉のまま

で運動に関する脳神経核（顔面神経核，副神経核，舌下神経核など）に連絡する．

2．脳血管

脳卒中を診断するにあたり脳血管の解剖を知っておくことも非常に重要である．なぜなら，血管の支配領域を知ることで，症状や神経学的所見により障害された血管や脳領域を推定することが可能であるからである．

総頸動脈は外頸動脈と内頸動脈に分かれる．外頸動脈は主に頭蓋外に分布し中硬膜動脈は頭蓋骨を貫き硬膜に分布する．内頸動脈は頭蓋骨内，海綿状脈洞内を通過したのち脳底部に至る．頭蓋内では脳の主幹動脈として，前交通動脈と後交通動脈を介して，左右の頸動脈，両側の頸動脈と後大脳動脈を結ぶウィリス動脈輪が形成されている（**図2**）．内頸動脈からの前大脳動脈は大脳半球内側部を，中大脳動脈は大脳半球側面のほぼ全体を（**図3**），椎骨脳底動脈からの後大脳動脈は後頭葉に灌流している（**図4**）．

脳血管障害，特に脳梗塞では，脳動脈の支配脳

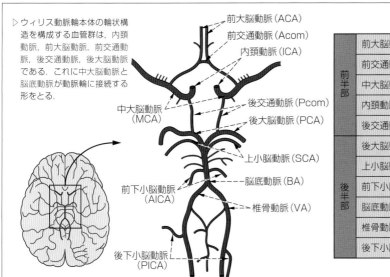

▷ウィリス動脈輪本体の輪状構造を構成する血管群は，内頸動脈，前大脳動脈，前交通動脈，後交通動脈，後大脳動脈である．これに中大脳動脈と脳底動脈が動脈輪に接続する形をとる．

前大脳動脈（ACA）
前交通動脈（Acom）
内頸動脈（ICA）
中大脳動脈（MCA）
後交通動脈（Pcom）
後大脳動脈（PCA）
上小脳動脈（SCA）
脳底動脈（BA）
前下小脳動脈（AICA）
椎骨動脈（VA）
後下小脳動脈（PICA）

	前大脳動脈	ACA (anterior cerebral artery)
前半部	前交通動脈	Acom (anterior communication artery)
	中大脳動脈	MCA (middle cerebral artery)
	内頸動脈	ICA (internal carotid artery)
	後交通動脈	Pcom (posterior communication artery)
後半部	後大脳動脈	PCA (posterior cerebral artery)
	上小脳動脈	SCA (superior cerebellar artery)
	前下小脳動脈	AICA (anterior inferior cerebellar artery)
	脳底動脈	BA (basilar artery)
	椎骨動脈	VA (vertebral artery)
	後下小脳動脈	PICA (posterior inferior cerebellar artery)

図 2. 脳血管

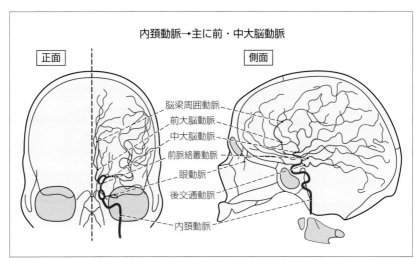

図 3.
内頸動脈からの灌流

内頸動脈→主に前・中大脳動脈

正面　　側面

脳梁周囲動脈
前大脳動脈
中大脳動脈
前脈絡叢動脈
眼動脈
後交通動脈
内頸動脈

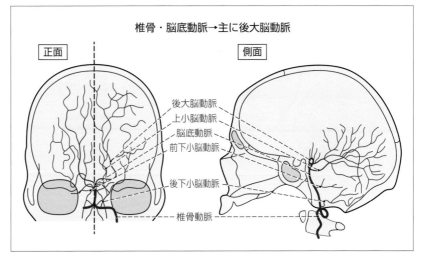

図 4.
椎骨・脳底動脈からの灌流

椎骨・脳底動脈→主に後大脳動脈

正面　　側面

後大脳動脈
上小脳動脈
脳底動脈
前下小脳動脈
後下小脳動脈
椎骨動脈

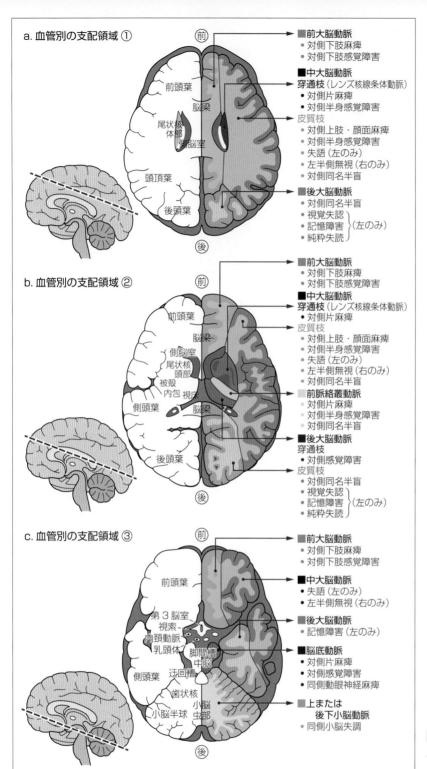

a. 血管別の支配領域 ①

前頭葉
脳梁
尾状核体部
側脳室
頭頂葉
後頭葉

■前大脳動脈
• 対側下肢麻痺
• 対側下肢感覚障害

■中大脳動脈
穿通枝 (レンズ核線条体動脈)
• 対側片麻痺
• 対側半身感覚障害
皮質枝
• 対側上肢・顔面麻痺
• 対側半身感覚障害
• 失語 (左のみ)
• 左半側無視 (右のみ)
• 対側同名半盲

■後大脳動脈
• 対側同名半盲
• 視覚失認
• 記憶障害 } (左のみ)
• 純粋失読

b. 血管別の支配領域 ②

前頭葉
脳梁
側脳室
尾状核頭部
被殻
内包 視床
側頭葉 脳梁
後頭葉

■前大脳動脈
• 対側下肢麻痺
• 対側下肢感覚障害

■中大脳動脈
穿通枝 (レンズ核線条体動脈)
• 対側片麻痺
皮質枝
• 対側上肢・顔面麻痺
• 対側半身感覚障害
• 失語 (左のみ)
• 左半側無視 (右のみ)
• 対側同名半盲

■前脈絡叢動脈
• 対側片麻痺
• 対側半身感覚障害
• 対側同名半盲

■後大脳動脈
穿通枝
• 対側感覚障害
皮質枝
• 対側同名半盲
• 視覚失認
• 記憶障害 } (左のみ)
• 純粋失読

c. 血管別の支配領域 ③

前頭葉
第3脳室
視索
内頸動脈
乳頭体
脚間槽
中脳
迂回槽
側頭葉
歯状核
小脳半球
小脳虫部

■前大脳動脈
• 対側下肢麻痺
• 対側下肢感覚障害

■中大脳動脈
• 失語 (左のみ)
• 左半側無視 (右のみ)

■後大脳動脈
• 記憶障害 (左のみ)

■脳底動脈
• 対側片麻痺
• 対側感覚障害
• 同側動眼神経麻痺

■上または
後下小脳動脈
• 同側小脳失調

図 5.
血管別の支配領域

4

表 1. 脳卒中における画像診断

	脳梗塞	脳出血
CT	• 発症 6 時間以内では脳実質に明らかな所見は認められない. しかし, 場合によっては, 脳溝の不明瞭化, 大脳基底核や島皮質の輪郭の不明瞭化などの所見を捉えることが可能である. • 発症 6 時間以降では低吸収域を示す.	• 発症直後より高吸収域となり数日後から消失する.
MRI	• CT よりも早期に脳実質の変化を捉えることが可能である. • 拡散強調画像において, 1 時間以内, 遅くとも 3 時間以内に高信号を示す. • その後, T1 強調画像で低信号, T2 強調画像で高信号を捉えることができる.	• 経時的に種々の所見を示す. 4〜6 時間では, T1 強調画像で等〜やや低信号, T2 強調画像で等〜やや高信号 4 日〜1 か月で T1, T2 強調画像でいずれも高信号, 1 か月以降で T1 強調画像で等〜やや低信号, T2 強調画像で低信号
血管造影	• 脳梗塞の部位によって, 血管の閉塞や狭窄が見られる.	• 出血自体の診断に用いるというよりは, 脳動脈瘤や血管奇形などの原因疾患の検索に使用される. • くも膜下出血では動脈瘤が検出されることが多い.

（文献 2 より改変して引用）

領域に合致した脱落症状を呈する. 例えば中大脳動脈領域が障害されている場合には, 対側の片麻痺, 感覚障害, 高次脳機能障害を呈する. したがって, 脳のスライスによる血管の支配領域を知っておくことが重要である. 例えば, 脳梁下部のスライスでは (**図 5-b**), 前方を前大脳動脈, 中外側を中大脳動脈, 後方を後大脳動脈の支配領域となり, それぞれの脳機能の局在に対応した脱落症状が認められる.

脳血管障害の画像所見

今日の脳卒中診療において, 画像診断の果たす役割は非常に大きい. 1970 年代に CT, 1980 年代に MRI が導入され, より詳細で的確な脳卒中の診断を可能にした. 1990 年代に入り MRAngiography (MRA), 三次元 CT Angiography (3D-CTA), 頚動脈エコー検査, さらには single photon emission CT (SPECT) など非侵襲的に脳血管系や循環代謝動態の診断も可能となっている.

1. 頭部 CT/MRI 所見

頭部 CT はどの施設でも簡便に短時間で撮影可能であるという利点がある. その臨床的意義は, 急性期の虚血性病変と出血性病変の鑑別, 脳卒中以外の中枢神経系の除外, 病変の局在診断, 発症からの時間の推定, 脳浮腫など二次的病変の把握などが挙げられる.

頭部 MRI では, 組織分解能が高い, DWI (diffusion weighted imaging) にて急性期脳梗塞の病変検出に優れる, 冠状, 矢状断などの任意の断層像が得られる, 骨によるアーチファクトがなく, 脳幹, 小脳や脳表病変の検出に優れる, MRA を撮像することにより血管情報も同時に得られるという利点がある. ただし, ペースメーカーや磁性体金属埋め込み等, 体内に金属がある場合は撮像ができない, CT に比べ撮像に時間を要するなどのデメリットがある. 脳血管障害に対する CT, MRI 画像診断法に関して**表 1** にまとめる.

片麻痺に関連する錐体路のどの部分が障害されているかを理解するために, 脳画像の読影時に重

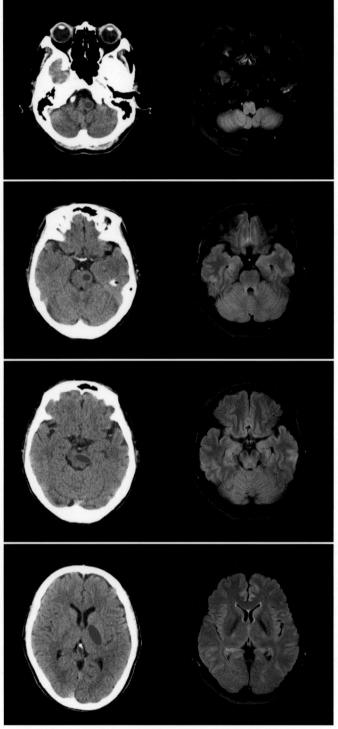

a
b
c
d

図 6-a〜d. CT/MR(FLAIR 画像)

a：延髄レベル

b：橋レベル. 橋の腹側を通過

c：中脳レベル. 大脳脚を通過

d：視床・基底核レベル. 内包後脚を通過

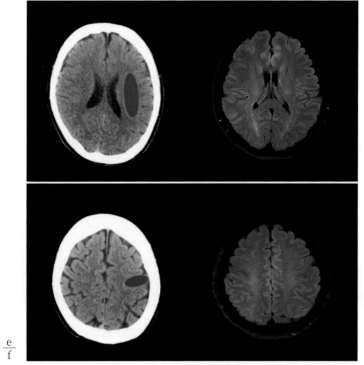

図 6-e, f. CT/MR(FLAIR 画像)
e ：側脳室体部レベル．放射冠を通過
f ：大脳皮質レベル．前頭葉の一次運動野から起始

要となるスライスを以下にまとめる(**図 6**)．

文 献

1) 星　　拓，北川一夫：病型別に見た初発神経症状
　の頻度．小林祥泰(編)，脳卒中データバンク，30-
　31，中山書店，2005．

2) 松村　明，阿武　泉：若葉マークの画像解剖学
　第 2 版，メジカルビュー，2014．
　Summary　頭部 CT および MRI の利点と欠点に関
　する記載と，脳卒中時における CT，MRI，血管
　造影の経時的変化の所見をまとめたものである．
　MRI では拡散強調画像で早期脳梗塞の診断が可
　能であり，脳出血では信号値が経時的に変化する．

四季を楽しむ

ビジュアル 嚥下食レシピ

好評

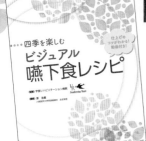

監修・執筆 宇部リハビリテーション病院
田辺のぶか，東　栄治，米村礼子

編集 原　浩貴（川崎医科大学耳鼻咽喉科　主任教授）

Swallowing Team

2019年2月発行　B5判　150頁　定価3,960円（本体3,600円＋税）

見て楽しい、食べて美味しい、四季を代表する22の嚥下食レシピを掲載！
お雑煮からバーベキュー、ビールゼリーまで、イベント食、お祝い食に大活躍！
詳細な写真付きの工程説明と、仕上げのコツがわかる動画で、作り方が見て
わかりやすく、嚥下障害の基本的知識も解説された、充実の1冊です。

食べやすさ，栄養，見た目，
味を追及したレシピ！

豊富な写真で工程
が見てわかる！

動画付きで仕上げの
コツが見てわかる！

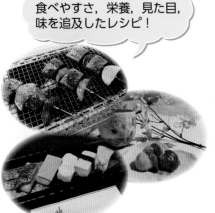

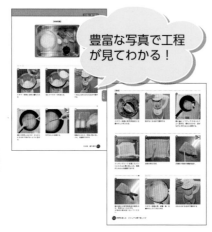

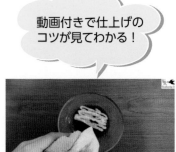

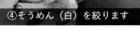
④そうめん（白）を絞ります

全日本病院出版会　〒113-0033　東京都文京区本郷 3-16-4　Tel：03-5689-5989
www.zenniti.com　　　　　　　　　　　　　　　　　　Fax：03-5689-8030

MB Med Reha **No.282**：9-14, 2022

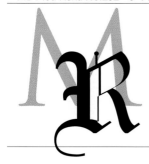

特集／脳血管障害の片麻痺患者へのリハビリテーション治療マニュアル

急性期における評価と予後予測

羽田拓也[*1]　　安保雅博[*2]

Abstract　　本稿では，急性期で主に用いる片麻痺患者の評価法として national institutes of health stroke scale(NIHSS)，Brunnstrom recovery stage, modified Ashworth scale, revised version of the ability for basic movement scale (ABMS-2), Fugl-Meyer assessment, action research arm test について概要，評価の要点，注意点などを解説した．特に NIHSS については，リハビリテーション科だけでなく，脳神経内科医，脳神経外科医なども評価を行うものであり，多診療科間の患者情報の共有のためにも熟知する必要がある．

さらに，予後予測の取り組みの1つとして，回復期リハビリテーション病棟における ABMS-2 での歩行自立の予後予測をした例を取り上げた．急性期のリハビリテーション治療では基本動作の訓練が重要である．今回取り上げた歩行予後予測では，急性期での基本動作の向上が，その後の歩行自立に大きく影響することが示された．

このように急性期での評価は，その後のリハビリテーション治療に大きな影響を与えるため，適切な評価方法の選択とタイミング・頻度を個々の症例に応じて検討する必要がある．

Key words　　片麻痺(hemiplegia)，急性期(acute phase)，評価(assessment)

急性期における片麻痺患者の リハビリテーション評価

1．National institutes of health stroke scale(NIHSS)

NIHSS は国際的に普及している，脳卒中を定量的に評価するスケールである．**表1**に示す通り，意識(水準，質問，命令)，注視，視野，運動麻痺(顔面，四肢)，運動失調，感覚，言語，構音障害，消去現象と無視の計15項目について評価を行う．点数が高いほど重症であり，全く症状がない場合は0点，最重症は40点(意識障害が重度の場合は運動失調の項目が0点になるため)となる．急性期脳梗塞に対する，血栓溶解療法の適応については

本評価を考慮して判断される．ベッドサイドで5〜10分程度で評価を行うことができる．重症度を簡易的に評価できる一方，本評価は順序尺度であり，点数には重みづけがされていないことに注意する必要がある．

2．Brunnstrom recovery stage(BRS)

BRS は中枢性の運動麻痺の回復過程で見られる，特有の運動パターンを評価に用いる方法である．詳細な評価は**表2**に示すが，概要としては stage Ⅰ：弛緩性麻痺, stage Ⅱ：連合反応, stage Ⅲ：共同運動, stage Ⅳ：稚拙な分離運動, stage Ⅴ：完成された分離運動, stage Ⅵ：協調運動の Ⅰ〜Ⅵのステージで評価する．

また，筋力の評価として徒手筋力検査(MMT)

[*1]　Takuya HADA，〒105-8461　東京都港区西新橋3-25-8　東京慈恵会医科大学リハビリテーション医学講座，助教
[*2]　Masahiro ABO，同，主任教授

表 1. National institutes of health stroke scale（NIHSS）

評価項目	内　容
意識水準	気管挿管，言語的障壁あるいは口腔外傷などによって評価が妨げられたとしても，患者の反応をどれか１つに評価選択する．痛み刺激を加えられた際に患者が反射的姿勢以外にはまったく運動を呈さない場合のみ３点とする． 0：完全に覚醒．的確に反応する． 1：覚醒していないが簡単な刺激で覚醒し，命令に答えたり，反応したりできる． 2：注意を向けさせるには繰り返す刺激が必要か，あるいは意識が混濁していて（常同的ではない）運動を生じさせるには強い刺激や痛み刺激が必要である． 3：反射的運動や自立的反応しかみられないか，完全に無反応，弛緩状態，無反射状態である．
質　問	検査日の月名および年齢を尋ねる．返答は正解でなければならず，近似した答えは無効．失語症，昏迷の患者は２点．気管内挿管，口腔外傷，強度の構音障害，言語的障壁あるいは失語症によらない何らかの問題のために患者が話すことができなければ，１点．最初の応答のみを評価し，検者は言語的あるいは非言語的手がかりを与えてはならない． 0：両方の質問に正解 1：一方の質問に正解 2：両方とも不正解
命　令	開閉眼を命じ，続いて手の開閉を命じる．もし手が使えないときは他の１段階命令に置換可．実行しようとする明らかな企図はみられるが，筋力低下のために完遂できないときは点を与える．患者が命令に反応しない時はパントマイムで示す．外傷，切断または他の身体的障害のある患者には適当な１段階命令に置き換える．最初の企図のみを評価する． 0：両方とも可能 1：一方だけ可能 2：両方とも不可能
注　視	水平運動のみ評価．随意的あるいは反射的（oculocephalic）眼球運動を評価．カロリックテストは行わない．共同偏視を有しているが，随意的あるいは反射的にこれを克服可能なら１点，単一のⅢ，Ⅳ，Ⅵの麻痺を有するときは１点とする．すべての失語症患者で評価可能である．眼外傷，眼帯，病前からの盲，あるいは他の視野視力障害を有する患者は反射的運動あるいは適切な方法で評価する．視線を合わせ，患者の周りを横に動くことで注視麻痺の存在を検知できることがある． 0：正常 1：注視が一側あるいは両側の眼球で異常であるが，固定した偏視や完全注視麻痺ではない． 2：「人形の目」手技で克服できない固定した偏視や完全注視麻痺
視　野	対座法で評価する．視野（上下1/4）で動かしている指あるいは threat で検査する．患者を励まして良いが，動いている指の方を適切に向くのなら０点，一側眼の盲や単眼の場合は健常側の視野を評価する．1/4 盲を含む明らかな左右差が認められた時のみ１点．全盲はどのような理由であっても３点． 0：視野欠損なし 1：部分的半盲 2：完全半盲 3：両側性半盲（皮質盲を含む）
麻痺-顔	歯を見せるか笑って見せる，あるいは目を閉じるように命じるかパントマイムで示す．反応の悪い患者や理解力のない患者では痛み刺激に対する渋面の左右差でみる．顔面外傷，気管内挿管，包帯，あるいは他の身体的障壁のため顔面が隠れている時は，できるだけこれらを取り去って評価する． 0：正常な対称的な動き 1：鼻唇溝の平坦化，笑顔の非対称 2：顔面下半分の完全あるいはほぼ完全な麻痺 3：顔面半分の動きがまったくない．
麻痺-上肢	上肢は 90°（座位）または 45°（仰臥位）に置く．失語症患者には声やパントマイムで示すが，痛み刺激は用いない．最初は非麻痺側から評価する．切断肢や肩の癒合がある時は９点．９点にした理由を明記しておく． 0：90°（45°）に 10 秒間保持可能 1：90°（45°）に保持可能も，10 秒以内に下垂．ベッドを打つようには下垂しない． 2：重力に抗せるが，90°（45°）まで挙上できない． 3：重力に抗せない．ベッド上に落ちる． 4：まったく動きが見られない． 9：切断，関節癒合

（日本脳卒中学会　脳卒中ガイドライン委員会　編，脳卒中治療ガイドライン 2021，294-296，協和企画，2021．より改変して引用）

表 1. National institutes of health stroke scale（NIHSS）（つづき）

評価項目	内　容
麻痺-下肢	下肢は 30°（必ず仰臥位）に置く．失語症患者には声やパントマイムで示すが，痛み刺激は用いない．最初は非麻痺側から評価．切断肢や股関節の癒合があるときは 9 点．9 点にした理由を明記しておく． 0：30°を 5 秒間保持可能 1：30°を保持可能も，5 秒以内に下垂．ベッドを打つようには下垂しない． 2：重力に抗せるが，落下する． 3：重力に抗せない．即座にベッド上に落ちる． 4：全く動きが見られない． 9：切断，関節癒合
運動失調	指-鼻-指試験，踵-膝試験は両側で施行．開眼で評価し，視野障害がある場合は，健側の視野で評価する．筋力低下の存在を割り引いても存在する時のみ陽性とする．理解力のない患者，片麻痺の患者は 0 点，切断肢や関節癒合が存在する場合は 9 点．9 点とした理由を明記する．全盲の場合は伸展位から鼻に触れることで評価する． 0：なし 1：1 肢に存在 2：2 肢に存在 9：切断，関節癒合
感　覚	知覚または検査時の痛みに対する渋面，あるいは意識障害や失語症患者での痛み刺激からの逃避反応により評価する．半側感覚障害を正確に調べるのに必要な多くの身体部位（前腕，下肢，体幹，顔面）で評価すること．重篤あるいは完全な感覚障害が明白に示された時のみ 2 点を与える．従って，昏迷あるいは失語症患者は 1 点または 0 点となる．脳幹部脳血管障害で両側の感覚障害がある場合は 2 点．無反応，四肢麻痺の患者は 2 点．昏睡患者は 2 点． 0：正常 1：痛みを鈍く感じるか，あるいは痛みは障害されているが触られていることはわかる． 2：触られていることもわからない．
言　語	これより前の項目の評価を行っている間に言語に関する多くの情報が得られている．絵カードの中で起こっていることを尋ね，呼称カードの中の物品名を言わせ，文章カードを読ませる．言語理解はここでの反応およびこれ以前の評価時の命令に対する反応から判断する．もし，視覚障害によってこの検査ができない時は，手の中に置かれた物品の同定，復唱，発話を命ずる．挿管されている患者は書字するようにする．昏迷や非協力的患者でも評価をし，昏睡患者，患者が完全に無言か 1 段階命令にまったく応じない場合は 3 点． 0：正常 1：明らかな流暢性・理解力の障害はあるが，表出された思考，表出の形に重大な制限を受けていない．しかし，発語や理解の障害のために与えられた材料に関する会話が困難か不能である．患者の反応から答えを同定することが可能． 2：コミュニケーションはすべて断片的な表出からなり，検者に多くの決めつけ，聞き直し，推測が必要．交換される情報の範囲は限定的で，コミュニケーションに困難を感じる．患者の反応から答えを同定することが不可能． 3：有効な発語や聴覚理解は全く認められない．
構音障害	もし患者が失語症でなかったら，前出のカード音読や単語の復唱をさせることから適切な発話の例を得なければならない．もし患者が失語症なら，自発語の構音の明瞭さを評価する．挿管，発話を妨げる他の身体的障壁があるときは 9 点．9 点にした理由を明記しておく．患者にこの項目の評価の理由を告げてはならない． 0：正常 1：少なくともいくつかの単語で構音が異常で，悪くとも何らかの困難は伴うものの理解し得る． 2：構音異常が強く，検者が理解不能である． 9：挿管，身体的障壁
消去現象と無視	これより前の項目を評価している間に無視を評価するための十分な情報を得られている．もし 2 点同時刺激を行うことを妨げるような重篤な視覚異常がある場合，体性感覚による 2 点同時刺激で正常なら評価は正常とする．失語があっても両側に注意を向けているように見える時，評価は正常とする．視空間無視や病態失認の存在は無視の証拠として良い．無視は存在した時のみありと評価されるので，評価不能はあり得ない． 0：正常 1：視覚，触覚，聴覚，視空間，あるいは自己身体に対する不注意．1 つの感覚様式で 2 点同時刺激に対する消去現象 2：重度の半側不注意あるいは 2 つ以上の感覚様式に対する消去現象．一方の手を認識しない，または空間の一側にしか注意を向けない．

（日本脳卒中学会　脳卒中ガイドライン委員会　編，脳卒中治療ガイドライン 2021，294-296，協和企画，2021．より改変して引用）

表 2. Brunnstrom recovery stage (BRS)

上肢	**stage Ⅰ**：随意運動なし(弛緩性麻痺).
	stage Ⅱ：筋緊張が高まり連合反応として，共同運動が不随意に出現
	stage Ⅲ：筋緊張がさらに高まり，共同運動が随意的に出現
	stage Ⅳ：筋緊張が減少し始め，共同運動から逸脱した分離運動が出現 1. 手背を腰の後方につけることが可能 2. 肘関節を伸展したまま，上肢を前方水平位まで挙げることが可能 3. 肘関節を90°屈曲したまま，前腕を回内・回外することが可能
	stage Ⅴ：筋緊張がさらに減少して，共同運動からさらに逸脱した分離運動が可能 1. 肘関節を伸展かつ前腕を回内したまま，上肢を横水平位まで挙げることが可能 2. 肘関節を伸展したまま，上肢を前方から頭上まで挙げることが可能 3. 肘関節を伸展したまま，前腕を回内・回外することが可能
	stage Ⅵ：筋緊張の亢進がなくなり，分離運動を自由に行うことが可能. 協調運動を正常に行うことが可能
手指	**stage Ⅰ**：随意運動なし(弛緩性麻痺).
	stage Ⅱ：手指の屈曲が最小限の範囲で随意的に可能
	stage Ⅲ：手指の集団屈曲が可能. 随意的な手指の伸展はできないが，反射による伸展ができることがある. 鈎形握りができるが，離せない.
	stage Ⅳ：手指の伸展が狭い範囲で半ば随意的に可能. 横つまみが可能であり，母指の動きでそれを離すことも可能
	stage Ⅴ：手指の集団伸展が可能. 対向つまみ，円柱握り，球形握りが可能であるが，拙劣で実用性が低い.
	stage Ⅵ：手指の伸展が全可動域にわたって随意的に可能. 手指の分離運動も可能であるが，健側よりは多少拙劣である. すべてのつまみが上手にできる.
下肢	**stage Ⅰ**：随意運動なし(弛緩性麻痺).
	stage Ⅱ：筋緊張が高まり，下肢の随意的な運動が最小限の範囲で出現
	stage Ⅲ：筋緊張が最大となり，下肢屈曲もしくは伸展の共同運動が出現. 座位もしくは立位で，股・膝・足関節の屈曲が可能
	stage Ⅳ： 1. 座位で足を床上で滑らせながら，膝関節を90°以上屈曲することが可能 2. 座位で踵を床につけて膝関節を90°屈曲したまま，足関節の背屈が可能
	stage Ⅴ： 1. 立位で股関節を伸展したまま，膝関節の屈曲が可能 2. 立位で足を少し前方に出して膝関節を伸展したまま，足関節の背屈が可能
	stage Ⅵ：座位もしくは立位で，骨盤挙上による範囲をこえて股関節の外転が可能. 座位で，内側外側ハムストリングスの交互収縮により，足関節の内がえし・外がえしを伴った下腿の内旋外旋ができる.

(日本脳卒中学会　脳卒中ガイドライン委員会　編, 脳卒中治療ガイドライン2021, 299, 協和企画, 2021. より改変して引用)

を行うことがあるが，中枢性の運動麻痺を有する患者では BRS が少なくとも Ⅳ 以上である場合に実施する. 特に BRS が stage Ⅲ の場合，共同運動パターンを示すため，MMT では適切な筋力の評価ができない.

3．Modified Ashworth scale(MAS)

BRS が stage Ⅲ 以上の片麻痺患者では痙縮を呈することが多い. 痙縮の評価は主に MAS(**表3**)を用いて行う. リハビリテーション治療を行う上で，痙縮のコントロールは非常に重要であるため，適宜評価を行い，各種の薬物治療や非侵襲的大脳刺激療法などを検討する必要がある.

4．Revised version of the ability for basic movement scale(ABMS-2)

ABMS-2 は基本動作能力を簡易的に評価するスケールである. 寝返り，起き上がり，座位保持，立ち上がり，立位保持の 5 つの基本動作をそれぞれ 1～6 点で評価する. 点数は，1 点：禁止，2 点：

表 3. Modified Ashworth scale（MAS）

評価	内容
0	筋緊張の亢進がない.
1	軽度の筋緊張亢進があり，屈伸運動を行うと"引っかかり"とその消失もしくは関節可動域の最終域におけるわずかな抵抗が認められる.
1+	軽度の筋緊張亢進があり，屈伸運動を行うと"引っかかり"とそれに続くわずかな抵抗が関節可動域の1/2未満の範囲で認められる.
2	よりはっきりとした筋緊張亢進が関節可動域全域で認められるが，関節を他動的に動かすことは容易である.
3	著明な筋緊張亢進があり，関節を他動的に動かすことは困難である.
4	関節は硬く固まっており，他動的に動かすことはできない.

（日本脳卒中学会　脳卒中ガイドライン委員会　編，脳卒中治療ガイドライン 2021，298，協和企画，2021.）

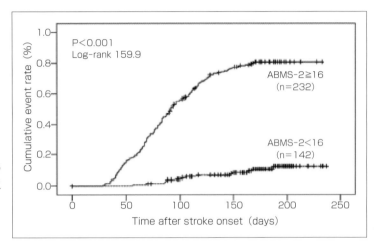

図 1.
回復期リハビリテーション病棟入棟時の ABMS-2 のスコアとその後の歩行自立の相関
（文献 1 より引用）

全介助，3点：部分介助，4点：監視・口頭修正，5点：修正自立，6点：完全自立であり，5つの基本動作に障害がない場合は満点の30点となる.

評価に道具は不要で，ベッドサイドで簡便に行うことが可能である.急性期の重度の運動障害を呈する患者に有用であり，患者の離床能力を反映する評価である.

5．Fugl-Meyer assessment（FMA）

FMA は身体構造・機能に着目し，上下肢の運動機能，バランス動作，感覚，他動的関節可動域および疼痛について定量的に評価する.上肢運動機能66点，下肢運動機能34点からなり，運動機能の合計点は100点となる.その他の項目を含めると計226点となる.

運動機能評価の際に行う動作は決まっており，反射，随意性，協調性，スピードについて評価を行う.上肢と下肢それぞれについて，BRS よりも詳細に運動機能の評価を行うことが可能である.

6．Action research arm test（ARAT）

ARAT は上肢の活動に着目し，つかむ，握る，つまむ，粗大動作について評価する.

つかむ，握る，つまむに関しては日常生活で用いられる物品で複合的な上肢機能を評価する.したがって，これらの項目が高得点の場合は，実用手として，ペットボトルなどの把握やボタンの着脱が可能になることが予想される.また，粗大動作の点が高い場合は，物品を押さえる，支えることが可能であり，補助手としての使用が可能になることが多い.このように，ARAT では下位項目の点により，上肢の機能レベルが異なるため，合計点だけでなく，下位項目の得点にも注目する必要がある.

急性期における歩行の予後予測

急性期の機能評価により，その後の機能の予後予測を行う取り組みは盛んに行われている.特に

歩行予後の予測は，リハビリテーション治療の方針決定だけでなく，その後の患者の ADL や QOL に大きく関わるため重要である．**図1**[1]は回復期リハビリテーション病棟入棟時の ABMS-2 のスコアと，その後の歩行自立の相関性をみたカプランマイヤー曲線である．入棟時の ABMS-2 が 16 点以上の場合で歩行自立に有意な相関があることがわかる．つまり，急性期病院でのリハビリテーション治療では基本動作（寝返り，起き上がり，座位保持，立ち上がり，立位保持）の改善が非常に重要である．

このように急性期での評価は，その後のリハビリテーション治療に大きな影響を与えるため，適切な評価方法の選択とタイミング・頻度を個々の症例に応じて検討する必要がある．

文　献

1) Kinoshita S, et al：Utility of the Revised Version of the Ability for Basic Movement Scale in Predicting Ambulation during Rehabilitation in Poststroke Patients. *J Stroke Cerebrovasc Dis*, **26** (8)：1663-1669, 2017.
Summary 回復期リハビリテーション病棟入棟時の ABMS-2 のスコアが 16 点以上の群と 16 点未満の群に分けると，16 点以上の群で歩行自立の割合が有意に高いことが示されている．

病院と在宅をつなぐ

脳神経内科の
摂食嚥下障害
―病態理解と専門職の視点―

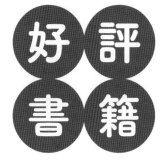
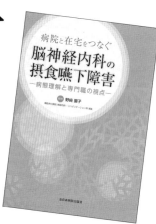

 野﨑 園子

関西労災病院 神経内科・リハビリテーション科 部長

2018 年 10 月発行　B5 判　156 頁
定価 4,950 円（本体 4,500 円＋税）

「疾患ごとのわかりやすい病態解説＋13 の専門職の視点からの解説」
在宅医療における脳神経内科の患者の摂食嚥下障害への介入が丸わかり！さらに、Q&A
形式でより具体的な介入のコツとワザを解説しました。在宅医療に携わるすべての方に
お役立ていただける一冊です！

Contents

 全日本病院出版会　〒113-0033 東京都文京区本郷 3-16-4　Tel:03-5689-5989
www.zenniti.com　　　　　　　　　　　　　　　Fax:03-5689-8030

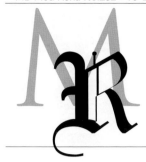

特集／脳血管障害の片麻痺患者へのリハビリテーション治療マニュアル

片麻痺を呈する脳血管障害に対する 急性期リハビリテーション治療
―病型別のポイントを含めて―

角田　亘*

Abstract　片麻痺を呈する急性期脳血管障害に対しては，不動による合併症の発生を予防すること，および大脳における機能的再構築を促すことを目的として，発症後早期からリハビリテーション治療を行う．発症後早期からの頭部挙上，座位訓練・離床訓練によって機能予後が悪化することはないと確認されているため，重度の意識障害，神経症状増悪の持続，重篤な全身合併症がなければ"より早期から"訓練を開始する．脳梗塞については branch atheromatous disease の場合，脳主幹動脈病変が存在する場合，脳浮腫が顕著な場合においては頭部挙上および座位訓練・離床訓練の開始を慎重に判断する．脳出血については水頭症の合併が，くも膜下出血については脳血管攣縮の合併が示唆された場合には，頭部挙上および座位訓練・離床訓練の中止を検討する．本邦においては，脳血管障害に対する急性期リハビリテーション治療の均てん化および標準化が望まれる．

Key words　脳血管障害(stroke)，急性期リハビリテーション治療(acute rehabilitation management)，不動による合併症(disuse syndrome)，離床訓練(mobilization)，機能的再構築(functional reorganization)

はじめに

　本邦においては，脳血管障害に対する急性期リハビリテーション治療の重要性は以前にも増して強く認識されるようになってきた．本稿では，片麻痺を呈する脳血管障害の急性期リハビリテーション治療の要点をまとめたうえで，脳血管障害の病型別の注意点にも言及する．

脳血管障害の 急性期リハビリテーション治療の考え方

　脳卒中治療ガイドライン 2021(以下，ガイドライン 2021)においては，その I 章(脳卒中一般)で「急性期リハビリテーションの進め方」として**表1**のごとく記載がある[1]．同 I 章のクリニカル・クエスチョンでは，脳卒中の急性期リハビリテーション治療の開始時期について，「合併症を予防し機能回復を促進するために，24～48 時間以内に病態に合わせたリハビリテーションの計画を立てることが勧められる」と記されている[2]．

　片麻痺を呈する脳血管障害の急性期リハビリテーション治療として行うべきことは，不動による合併症(いわゆる廃用症候群)を予防するための頭部挙上や座位訓練・離床訓練と，大脳における機能代償(機能的再構築)を促すための訓練(能動的訓練)である．すなわち，不動による合併症の発生を予防することで発症直後よりも身体機能が低下することを抑え，さらには脳の可塑性(neural plasticity)を生かして機能代償を促すことで可能な限り片麻痺を改善させて，身体機能を発症前のレベルに近づけることを目指す(**図1**)．

* Wataru KAKUDA，〒286-8520 千葉県成田市畑ケ田 852　国際医療福祉大学医学部リハビリテーション医学教室，主任教授

表 1. 急性期リハビリテーションの進め方

1. 十分なリスク管理のもとに，早期座位・立位，装具を用いた早期歩行訓練，摂食・嚥下訓練，セルフケア訓練などを含んだ積極的なリハビリテーションを，発症後できるだけ早期から行うことが勧められる（推奨度 A，エビデンスレベル中）.
2. 脳卒中急性期リハビリテーションは，血圧，脈拍，呼吸，経皮的動脈血酸素飽和度，意識，体温などのバイタル徴候に配慮して行うよう勧められる（推奨度 A，エビデンスレベル中）.
3. 早期離床を行う上では，病型ごとに注意すべき病態を考慮しても良い（推奨度 C，エビデンスレベル中）.

（文献1より一部引用）

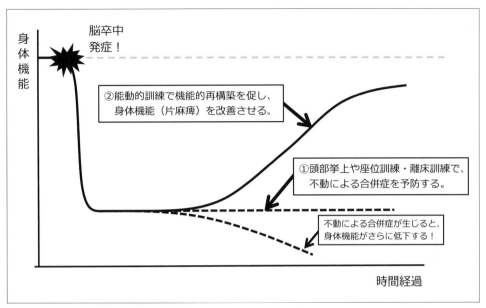

図 1. 片麻痺を呈する脳血管障害に対する急性期リハビリテーション治療
不動による合併症を予防するための頭部挙上や座位・離床訓練と，機能的再構築を促し片麻痺を改善させるための能動的訓練を進めていく.

早期離床訓練と機能的再構築の促進

1. 早期の頭部挙上・座位訓練・離床訓練

発症後早期の脳血管障害に対する頭部挙上・座位訓練・離床訓練の安全性と有用性については，すでに多数症例に基づく報告が知られている. 急性期脳血管障害を対象に，入院直後から頭部挙上を行った患者群とそれを行わなかった患者群との間で予後を比較した HeadPoST 研究は，早期の頭部挙上が死亡率にも良好予後の達成率にも影響しないことを示した[3]. 急性期脳梗塞を対象に発症後3日以内における座位訓練の安全性と有用性を検討した SEVEL 研究の結果も同様で，座位訓練の施行によって有害事象が増えることはなく，良好予後の達成率も変わらなかった[4]. 急性期脳血管障害における離床訓練の安全性と有用性を検討

した Xu らのメタ解析（AVERT 研究を含む）は，早期離床を行うことで死亡率が高まることはないが，機能予後が改善されることもないと結論した[5]. 以上の報告から，脳血管障害急性期における頭部挙上および座位訓練・離床訓練はいずれも明らかに機能予後を改善するわけではないが少なくとも"害はないもの"と解釈され，現状としてはその施行が推奨されている.

ただし，中等度以上（Japan Coma Scale（JCS）2〜3桁）の意識障害がある場合，神経症状の増悪が持続する場合，重篤な全身もしくは心臓合併症がある場合には，頭部挙上および座位訓練・離床訓練の開始には慎重になるべきである. また，中島らの報告によると，軽症脳梗塞であっても座位をとることで約20%の患者は 20 mmHg 以上の収縮期血圧の低下を示す[6]. 急性期脳血管障害では

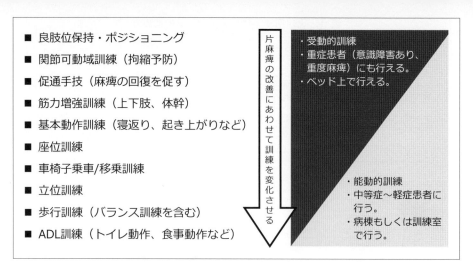

■ 良肢位保持・ポジショニング

■ 関節可動域訓練（拘縮予防）

■ 促通手技（麻痺の回復を促す）

■ 筋力増強訓練（上下肢、体幹）

■ 基本動作訓練（寝返り、起き上がりなど）

■ 座位訓練

■ 車椅子乗車/移乗訓練

■ 立位訓練

■ 歩行訓練（バランス訓練を含む）

■ ADL訓練（トイレ動作、食事動作など）

片麻痺の改善にあわせて訓練を変化させる

・受動的訓練
・重症患者（意識障害あり、重度麻痺）にも行える。
・ベッド上で行える。

・能動的訓練
・中等症〜軽症患者に行う。
・病棟もしくは訓練室で行う。

図 2. 片麻痺を呈する急性期脳血管障害に対する能動的訓練
片麻痺の改善度に合わせて,「より受動的な訓練から, より能動的な訓練へ」と進めていく.

微小病変であっても脳血流の自動調節能（全身血圧が変動しても, 局所脳血流量を一定に保つ機能）が障害され, わずかな全身血圧の低下が脳虚血の発生につながる可能性もあるため, 座位訓練・離床訓練に伴う全身血圧の低下には十分に留意する.

2. 機能的再構築を目指した能動的訓練

能動的訓練（患者が自ら体を動かす）の"より早期"の開始が, 機能的再構築を促すことを示した動物実験の報告がある. Biernaskie らはラットの脳梗塞モデルを用いて, 能動的訓練の開始時期の違いが予後に与える影響を検討した[7]. 対象を脳梗塞発症5日後から訓練を開始した群, 発症14日後から訓練を開始した群, 発症30日後から訓練を開始した群の3群に分けてその群間で予後を比較したところ, 訓練を"より早期"に開始した群ほど運動機能の改善が有意に大きく, 神経細胞の軸索伸長の程度も有意に大きかった. また, 脳血管障害の発症後早期においては, 脳の可塑性を高める GAP-43 や MARCKS などの facilitatory factor の脳内濃度が高く, 逆に脳の可塑性を抑える semaphorin-3A や NOGO-A などの inhibitory factor の濃度が低いと報告されている[8]. これらの報告に基づくと, 脳血管障害の発症後早期では脳の可塑性が高まっており, 訓練に対する脳の反応性も高まっているものと推測され, 発症後"よ

り早期"からの能動的訓練が推奨されることとなる. 実際には, 片麻痺患者では**図2**として示した訓練が「より受動的なものから, より能動的なものへ」と進められていく.

最近では, 脳血管障害の発症後早期から"より積極的"な片麻痺に対する能動的訓練を行うことの有用性が報告されている. 例えば, 脳血管障害の急性期においては通常の訓練を行うよりも, CI療法（constraint-induced movement therapy）を行った方が上肢麻痺の改善度が有意に大きく[9], ロボット装置を用いた歩行訓練を行った方が歩行機能の改善度が有意に大きくなると報告されている[10].

急性期リハビリテーション治療における, 病型別の注意点

表1として示したごとく, ガイドライン2021では「早期離床訓練に際しては,（脳卒中の）病型ごとに注意すべき病態を考慮する」ことが推奨されている. すなわち, 脳血管障害の病型および脳梗塞の亜型によって, 急性期リハビリテーション治療における注意点が異なる.

1. 脳梗塞

ラクナ梗塞であれば,「入院翌日から立位をとらせる」などと早期訓練が積極的に推奨される. しかしながら, 入院後にも神経症状の増悪が続く

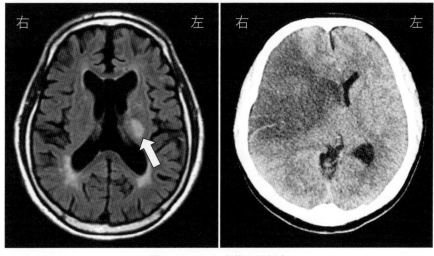

右　左　　右　左

a | b

図 3. BAD と広範な脳梗塞
　a：頭部 MRI-T2 像．左放線冠に径 15 mm 以上の梗塞病巣が出現している．本患
　　者においては，緊急入院後にも右片麻痺の増悪がみられた．
　b：頭部単純 CT．右中大脳動脈領域に広範な脳梗塞を発症．それが脳浮腫を合併
　　することで脳ヘルニアの危険性が高まっている中心構造物が顕著に左側に変位
　　している．意識障害が重篤である．

など branch atheromatous disease（以下，BAD）
の可能性が示唆される場合には，頭部挙上および
座位訓練・離床訓練を慎重に進める．BAD とは，
微小アテロームによる穿通枝入口部の閉塞を原因
として穿通枝領域全体が梗塞病巣に陥る病態であ
るが（図 3-a），一般的に入院直後の脳画像検査で
はラクナ梗塞と BAD の鑑別が困難である．よっ
て，神経症状の増悪（特に片麻痺の増悪）が出現し
て BAD の可能性が疑われた時点で頭部挙上およ
び座位訓練・離床訓練を中止して，神経症状の増
悪が止まるまではベッド上安静とするのが良い．
最近の報告によると，高解像度動脈壁 MRI（3 テス
ラ MR 装置による）を用いることで，BAD の主た
る血管病変である壁在微小アテロームプラークを
診断することが可能となっている[11]．今後は，入
院後早々に高解像度動脈壁 MRI で壁在微小アテ
ロームプラークの有無（BAD の可能性）を診断し，
それが認められた場合には頭部挙上および座位訓
練・離床訓練の開始を遅らせるという方策が有用
となる可能性がある．
　頭蓋内外の脳主幹動脈の動脈硬化性狭窄もしく
は閉塞を原因とするアテローム血栓性脳梗塞は，

軽度の局所脳血流量低下によって梗塞病巣の拡大
が生じ得る病態である．すなわち，脳卒中発症に
よる脳循環自動調節能破綻の影響を最も受けるの
が，アテローム血栓性脳梗塞の急性期である．ア
テローム血栓性脳梗塞では，全身血圧の低下（起
立性低血圧）がないことおよび片麻痺などの神経
症状の増悪がないことを確認しながら，30°ずつ
もしくは 45°ずつなどと段階的に頭部挙上を進め
ていく．
　心原性脳塞栓症で梗塞病巣が大きい場合には，
脳浮腫の合併とそれによる脳ヘルニアの出現に留
意する（図 3-b）．脳梗塞に伴う脳浮腫は発症後
24〜72 時間後に最も顕著となるため，梗塞病巣が
大きい心原性脳塞栓症では，この時期を過ぎるま
で（脳浮腫が消退傾向を示し始めるまで）は積極的
な座位訓練・離床訓練は行わない方が良い．ただ
し，脳浮腫が顕著な時には，頭蓋内圧を低下させ
ることを目的として 30°の頭部挙上を行うことも
ある．また，心原性脳塞栓症では約 20〜40％の頻
度で出血性梗塞を合併するが，これに神経症状の
増悪が随伴した場合には，頭部挙上および座位訓
練・離床訓練を中止することが望ましい．逆に，

出血性梗塞となっても神経症状の変化を認めなければ，そのまま頭部挙上および座位訓練・離床訓練を継続しても良い．

組織プラスミノーゲンアクチベーター（以下，t-PA）の経静脈的全身投与を受けた急性期脳梗塞の場合，体動によって出血性合併症の危険性が高まるとの危惧から，座位訓練・離床訓練が躊躇されることがある．これについて Momosaki らは，t-PA 全身投与を受けた急性期脳梗塞患者約6,000人を対象に，入院当日もしくは翌日から座位訓練・離床訓練を開始された患者群と，第3病日以後にそれが開始された患者群との間で予後を比較した[12]．結果として，入院当日もしくは翌日から座位訓練・離床訓練を開始された患者群で退院時の機能予後が有意に良好であった．これより，t-PA 全身投与を受けた急性期脳梗塞に対しても，座位訓練・離床訓練を早期から開始するのが良いと判断される．

2．脳出血

脳出血では，意識レベルが JCS 1桁であり，出血病巣拡大を示唆する神経症状の増悪がなければ頭部挙上および座位訓練・離床訓練を進めて良い．ただし，出血病巣が大きい場合や意識障害が顕著（JCS 3桁）な場合は，ベッド上安静で経過を見る．視床出血や小脳出血において急性水頭症の合併が示唆された場合は，積極的な頭部挙上および座位訓練・離床訓練は控えるのが良い．なお，頭部挙上および座位訓練・離床訓練を進めることが出血病巣増大の危険因子になる可能性は，報告されていない．

3．くも膜下出血

くも膜下出血後には，early brain injury（以下，EBI）と delayed cerebral ischemia（以下，DCI）が起こり得る．EBIはくも膜下出血の発症後72時間以内に生じるものであり，急激な頭蓋内圧上昇による脳灌流圧の全般的な低下を原因として生じる広範囲の脳虚血を指す．一方でDCIは，発症後5～14日に生じる脳血管攣縮による局所的な脳虚血を指しており，脳梗塞の発生にまで至って片麻

痺や失語症などの局所神経症状を残遺することもある．EBIの発生によって意識障害が持続する場合，もしくはDCIの発生によって局所神経症状が出現した場合には，ベッド上で安静臥床とすることが推奨される．脳血管攣縮発生の予測は困難であるため，局所神経症状出現の有無に細心の注意を払い，その徴候が見られた場合には即座に頭部挙上および座位訓練・離床訓練を中止するのが良い．

くも膜下出血後に正常圧水頭症を合併することもあるが，多くの場合では意識障害を伴うことはなく，急激な神経症状変化を呈することもない．よって，正常圧水頭症を合併しても，頭部挙上および座位訓練・離床訓練を即座に中止する必要はない．

おわりに

前述したように本邦では，脳血管障害に対する急性期リハビリテーション治療は確実に広まってきているが，いまだいくつかの課題が残る．例えば，Kinoshita らは急性期脳血管障害に対しては訓練を毎日提供することで機能予後が向上することを示したが[13]，実際には休診もしくは休院日における訓練の提供体制は施設によって大きく異なる．また，急性期脳血管障害に対する訓練の中止基準も，決して標準化はされていない．今後は，脳血管障害に対する急性期リハビリテーション治療の均てん化と標準化が試みられるべきである．

文　献

1) 日本脳卒中学会脳卒中ガイドライン委員会（編）：急性期リハビリテーションの進め方．脳卒中治療ガイドライン 2021, 48-49, 協和企画, 2021.

2) 日本脳卒中学会脳卒中ガイドライン委員会（編）：脳卒中急性期リハビリテーションは，いつから開始することが推奨されるか？．脳卒中治療ガイドライン 2021, 4-5, 協和企画, 2021.

3) Anderson CS, et al：Cluster-randomized, cross-over trial of head positioning in acute stroke. *N Engl J Med*, **376**：2437-2447, 2017.

4) Herisson F, et al：Early sitting in ischemic stroke patients（SEVEL）：a randomized controlled trial. *PLoS One*, **11**：e0149466, 2016.

5) Xu T, et al：Efficacy and safety of very early mobilization in patients with acute stroke：a systematic review and meta-analysis. *Sci Rep*, **7**：6550, 2017.
Summary 急性期脳血管障害に対する離床訓練の安全性と有用性を検討した9つの臨床試験についてのメタ解析である.

6) 中島宏樹ほか：急性期虚血性脳梗塞患者における初回端坐位時の血圧変動と神経症状増悪との関連. 理学療法学, **47**：523-530, 2020.

7) Biernaskie J, et al：Efficacy of rehabilitative experience declines with time after focal ischemic brain injury. *J Neurosci*, **24**：1245-1254, 2004.
Summary 脳血管障害に対する急性期訓練の開始時期が機能回復に影響を与えることを示した動物実験の報告である.

8) 角田　亘：脳卒中リハビリテーションの今後. 臨床神経, **60**：181-186, 2020.

9) Kwakkel G, et al：Effects of unilateral upper limb training in two distinct prognostic groups early after stroke. the EXPLICIT-Stroke randomized clinical trial. *Neurorehabil Neural Repair*, **30**：804-816, 2016.

10) Yokota C, et al：Acute stroke rehabilitation for gait training with cyborg type robot Hybrid Assistive Limb：a pilot study. *J Neurol Sci*, **404**：11-15, 2019.

11) 山本康正：Branch atheromatous disease の概念・病態・治療. 臨神経, **54**：289-297, 2014.

12) Momosaki R, et al：Very early versus delayed rehabilitation for acute ischemic stroke patients with intravenous recombinant tissue plasminogen activator：a nationwide retrospective cohort study. *Cerebrovasc Dis*, **42**：41-48, 2016.

13) Kinoshita S, et al：Association between 7 days per week rehabilitation and functional recovery of patients with acute stroke：a retrospective cohort study based on the Japan rehabilitation database. *Arch Phys Med Rehabil*, **98**：701-706, 2017.

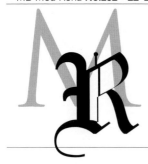

特集／脳血管障害の片麻痺患者へのリハビリテーション治療マニュアル

ICU/SCUにおけるリハビリテーション治療の進め方

新見昌央*

Abstract　2015年にAVERT Ⅲの報告がされて以降，脳血管障害患者に対する早期離床の有効性は否定される傾向にある．しかしながら，脳血管障害患者においても早期離床によるpost intensive care syndrome(PICS)予防効果は軽視できない．特に人工呼吸管理中の患者ではPICS予防にはABCDEバンドルにより包括的な管理を行うことが望ましい．ABCDEバンドルとして，毎日の鎮静中止トライアル，毎日の呼吸器離脱トライアル，鎮静・鎮痛薬の選択，せん妄のモニタリングとマネジメント，早期離床・リハビリテーション治療を行う．脳血管障害発症早期では脳血流の自動調節能が破綻していることが多いので，早期離床を行う際には脳循環への悪影響が起きていないかを細かく評価すべきである．また，離床を有効に進めるためには，人工呼吸器の設定や降圧薬の調整も行う必要がある．

Key words　早期離床(early mobilization)，集中治療後症候群(post intensive care syndrome)，ABCDEバンドル(ABCDE bundle)

はじめに

Intensive care unit(ICU)やstroke care unit(SCU)では脳血管障害発症後早期の重症な患者が入院していることが多い．ここではICU/SCUにおける脳血管障害患者に対する早期リハビリテーション治療の進め方について述べる．

脳血管障害患者に対する早期離床の是非

脳血管障害患者に対する早期リハビリテーション治療の詳細を述べる前に，脳血管障害患者に対する早期離床の有効性を検証した研究を紹介する．2010年に発表されたLanghorneらの研究[1]では，単施設の小規模ランダム化比較試験により24時間以内の早期離床，すなわち，端座位，立位，歩行訓練を通常のケアに加えることで機能予後が改善するかを検証した．これによると，modified

Rankin scale(mRS)によって評価された3か月後の機能予後については早期離床による改善は得られなかったが，入院5日以内の肺炎，尿路感染症，深部静脈血栓症といった合併症については早期離床による有意な減少を認めた．2015年に発表されたBernhardtらが中心となって行われた研究[2]，AVERT Ⅲ(a very early rehabilitation trial Ⅲ)では多施設共同大規模ランダム化比較試験により24時間以内の早期離床が通常のケアに比して機能予後を改善させるかを検証した．この結果，mRSによって評価された3か月後の機能予後については早期離床による改善は得られなかった．2022年に発表されたメタアナリシス[3]によると，通常ケアを施行する方が48時間以内の早期離床を行うよりもmRSによって評価された3か月後の機能予後が良好であった．これらの結果に基づくと，脳血管障害患者に対して画一的に48時間以

* Masachika NIIMI，〒101-8309　東京都千代田区神田駿河台1-6　日本大学医学部リハビリテーション医学分野，主任教授

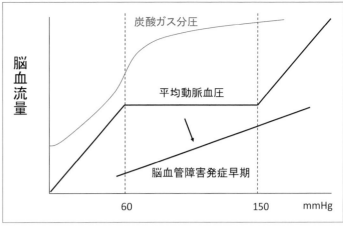

$$脳血流 = \frac{脳灌流圧}{脳血管抵抗}$$

脳灌流圧 ＝平均動脈血圧 － 頭蓋内圧

図 1. 脳血流を規定する因子

炭酸ガス分圧

脳血流量

平均動脈血圧

脳血管障害発症早期

60　　　　　　　　　150　　mmHg

図 2. 脳血流自動調節能

内の早期離床を施行することは有効でないと考えられる.

　2016 年に Bernhardt らは AVERT Ⅲ のデータを用いて用量反応分析を行い, 早期離床の施行時間や頻度が発症 3 か月後の機能予後に及ぼす影響を報告した[4]. この結果, 短時間で高頻度の早期離床では機能予後の改善が得られることがわかった.

脳血管障害患者における脳血流自動調節能

　脳血流は脳灌流圧と脳血管抵抗によって図1に示すごとく規定されている. 健常者では, 図2に示すごとく平均動脈血圧 60〜150 mmHg においては脳血管が収縮や拡張することによって, 脳血流を維持しようとする自動調節能が機能している. また, 炭酸ガス分圧が上昇すると脳血管は拡張し脳血流は増加, 炭酸ガス分圧が低下すると脳血管は収縮し脳血流は減少する特徴がある. 脳血管障害の発症早期では脳血流の自動調節能が破綻していることが多く, 図2の矢印の先にあるように脳血流量は平均動脈血圧に依存している. そのため, 平均動脈血圧が低下すると脳血流は減少し, 平均動脈血圧が上昇すると脳血流は増加する. ICU/SCU に入院している脳血管障害の患者では頭蓋内圧が亢進していることも多く, 図1に示すごとく, 脳灌流圧の低下により脳血流低下を生じやすい. 頭蓋内にペナンブラが存在していた場合, 脳血流がさらに低下することで壊死に至ってしまう可能性がある.

Post intensive care syndrome （PICS, 集中治療後症候群）

　ICU に入院する重症患者では身体機能障害, 認知機能障害, 精神障害が生じやすく, post intensive care syndrome（PICS）と呼ばれている. PICS の身体機能障害である ICU-acquired weakness（ICU-AW）が生じると, びまん性に四肢の筋力が低下するため日常生活動作能力（ADL）が長期的に障害される. ICU におけるせん妄は PICS の認知機能障害と強く関連している[5]. 特に, 敗血症患者では ICU-AW[6], せん妄[7]の発症が多く, PICS を生じやすいと考えられている. ICU 入院中に使用される鎮静薬は ICU-AW やせん妄を生じる要因の1つである[8]. また, 人工呼吸管理の長期化は ICU-AW のリスクとして知られている[9]. そのため, ICU の人工呼吸管理中の患者に対する包括的な対策として, 鎮静薬中止や人工呼吸器離脱促進を盛り込んだ ABCDE バンドルが行われる. ABCDE バンドルは, それぞれの対策の頭文字を取ったもので内容は文献によって多少の違いはあるが, 現在では A：awaken the patient daily, sedation cessation（毎日の鎮静中止トライアル）, B：breathing, daily interruptions of mechanical ventilation（毎日の呼吸器離脱トライアル）, C：choice of sedation or analgesic exposure（鎮静・鎮痛薬の選択）, D：delirium monitoring and management（せん妄のモニタリングとマネジメント）, E：early mobility and exercise（早

期離床・リハビリテーション治療)が行われることが多い.

脳血管障害患者における PICS

脳血管障害や外傷性脳損傷患者では疾患そのものによる脳損傷が生じるため，これまで PICS については議論されることは少なかった．最近では脳血管障害患者においても PICS による二次的な機能障害[10]やせん妄による転帰不良[11]が報告されており，ABCDE バンドルに準じた管理が有効である可能性がある.

脳血管障害患者における ABCDE バンドル

1．自発覚醒トライアル

ABCDE バンドルの A：awaken the patient daily, sedation cessation では自発覚醒トライアル（spontaneous awakening trial；SAT）を行う．SAT とは，鎮静薬を中止し，自発的に覚醒が得られるかを評価する試験のことである．観察時間は30分から4時間程度を目安とする．てんかん重積状態や頭蓋内圧コントロール目的で鎮静薬を使用されている場合は鎮静薬を中止すべきではなくSAT を行うことはできない．本邦では，2015年に人工呼吸器離脱に関する3学会合同プロトコル[12]（日本集中治療医学会・日本呼吸療法医学会・日本クリティカルケア看護学会）が発表されている．SAT を施行するにあたっては，このプロトコルを自施設の状況に合わせて修正して使用することが望ましい．SAT が成功すれば SBT に進む.

2．自発呼吸トライアル

ABCDE バンドルの B：breathing, daily interruptions of mechanical ventilation では自発呼吸トライアル（spontaneous breathing trial；SBT）を行う．SBT とは，人工呼吸による補助がない状態に患者が耐えられるかどうかを評価する試験のことである．患者が開始基準を満たせば，人工呼吸器設定を CPAP（continuous positive airway pressure）または，T ピースに変更し，30分から2時間程度観察する．SBT 成功基準を満たせば人工呼吸器離脱を考慮する.

SBT についても人工呼吸器離脱に関する3学会合同プロトコルを自施設の状況に合わせて修正したプロトコルを作成したうえで，施行することが望ましい．なお，SAT と SBT は同時に行われることが多く，成功基準も共通のプロトコルを使用すると簡便であり実際的である.

3．鎮静・鎮痛薬の選択

ABCDE バンドルの C：choice of sedation or analgesic exposure では患者の状態に合わせて適切な鎮静薬，鎮痛薬を選択する．脳血管障害の患者では鎮静薬が必要な場合は少ないが，過活動型せん妄を呈していて自己抜管のリスクが高く鎮静薬の投与が必要であれば，せん妄の発症や増悪リスクが低いデクスメデトミジンの使用が推奨される.

脳血管障害患者で生じる疼痛の種類としては，気管チューブによる刺激や創部痛などの侵害受容性疼痛が多い．鎮痛薬ではフェンタニルが頻用される．しかしながら，フェンタニルによる呼吸抑制，消化管の蠕動運動抑制が問題になる場合は，フェンタニルを減量・中止し，アセトアミノフェンや非ステロイド性抗炎症薬（NSAIDs）の使用も検討される．神経障害性疼痛を合併している場合はガバペンチン，カルバマゼピン，プレガバリンおよびミロガバリンが使用される．疼痛の評価として，覚醒状態にある患者では numeric rating scale（NRS），意識障害のある患者では，behavioral pain scale（BPS），critical-care pain observation tool（CPOT）[8]，そして nociception coma scale-revised（NCS-R）[13]が使用される.

4．せん妄のモニタリングとマネジメント

ABCDE バンドルの D：delirium monitoring and management ではせん妄の評価と対策が行われる．ICU/SCU のせん妄評価には，confusion assessment method for the ICU（CAM-ICU）や intensive care delirium screening checklist（ICDSC）が使用される[8]．せん妄対策として，リアリティオリエンテーションによる認知刺激，光

や騒音の最小化による睡眠の改善，補聴器や眼鏡などの使用による聴力障害，視力障害の軽減を図る．

5．早期離床・リハビリテーション治療

ABCDEバンドルのE：early mobility and exercise では早期離床を中心としたリハビリテーション治療を行う．しかしながら，先に示したように，脳血管障害発症後48時間以内に画一的に早期離床を行うことはすすめられない．けれども，離床を避けるばかりに安静臥床状態が続くと無気肺・肺炎を合併することで敗血症に至りPICSを生じる危険もある．そのため，脳血管障害患者の個々の病態に合わせた早期離床やリハビリテーション治療を行うべきである．

てんかん重積状態，頭蓋内圧のコントロールがついていない患者では離床に伴うてんかんの誘発や頭蓋内圧の亢進が2次的な脳損傷を生じる危険性が高いので離床を行うべきではない．離床を行うことができる状態となるまでは他動的な関節可動域訓練やポジショニングを主体にリハビリテーション治療を行う．他動的な関節可動域訓練では脳灌流圧，頭蓋内圧，脳組織酸素濃度に有意な影響がないことが報告されている[14]．急性期脳卒中患者の入院後24時間のポジショニングについては，ギャッチアップ30°でも仰臥位でもmRSによって評価された3か月後の機能予後には有意な違いがないことが報告されている[15]．人工呼吸管理中の患者では仰臥位はギャッチアップ45°よりも肺炎の発症率が有意に高いことが示されているため仰臥位のポジショニングは避けるべきである[16]．

離床開始可能な状態となってからも，やみくもに離床を行うのではなく離床の前に準備をしたうえで慎重に進める．離床中に血圧の変化をリアルタイムに把握するために動脈ラインによる観血的血圧測定を行う．また，脳脊髄液のドレナージが行われている場合は，過剰な脳脊髄液の流出を防ぐためドレーンのクランプをしておく．ニカルジピンなどの経静脈的に降圧薬が投与されている場

合は離床中に投与速度を調節できるようにしておく．離床中に生じる可能性のある事象と脳循環へきたし得る悪影響を表1に示す．離床の際にこれらの事象が生じて脳循環へ悪影響をきたしていると考えられる時は離床を中止する．

離床を行う際には，すぐに端座位を行うのではなく，段階的なギャッチアップから開始する．ギャッチアップ30～45°の挙上から開始し，有害な事象が生じなければ，徐々にギャッチアップ角度を上げていく．ギャッチアップ80°程度まで問題なく行えたら，次に端座位を目指す．端座位では両下肢を下垂させるため，ギャッチアップ時よりも血圧が低下しやすいので注意する．もしも血圧低下を認めた場合も降圧薬が投与されているのであれば，まずは降圧薬の投与速度を落とすことで対処する．端座位は脳幹を賦活し覚醒を促す効果が報告[17]されており，端座位までの離床だけでも意義があると考えられるが，端座位でも有害事象を認めなければ，立位や歩行を検討する．しかしながら，端座位以降の離床では吸気努力が強まることが多く，人工呼吸管理中の患者ではファイティングやバッキングにより胸腔内圧が上昇することによる頭蓋内圧亢進をきたす危険があるため，離床中に人工呼吸器設定を適宜調節する．CMV（continuous mandatory ventilation）では人工呼吸器との不同調が生じやすいので，CPAPへ変更した方が良い場合が多い．

脳血管障害発症後早期の重症な患者で立位・歩行を行う際は，介助量が多くかかるためマンパワーを確保する必要がある．特に，片麻痺を有し

MB Med Reha No.282 2022

25

表1．離床中に生じる可能性のある事象と脳循環へきたし得る悪影響

事象	脳循環への影響
血圧上昇	脳浮腫増悪による頭蓋内圧亢進
	脳出血による頭蓋内圧亢進
血圧低下	脳灌流圧低下
胸腔内圧上昇	脳血液うっ滞・脳浮腫増悪による頭蓋内圧亢進
$ETCO_2$上昇	脳血流上昇
$ETCO_2$低下	脳血流低下

※ $ETCO_2$；呼気終末二酸化炭素分圧

ている場合は伸展位膝関節固定帯や長下肢装具を使用して麻痺側下肢への荷重による膝折れを防ぐ．端座位から立ち上がる際は血圧が下がりやすいので，無理せずにいつでも端座位に戻れるようにしておくことも重要である．

おわりに

ICU/SCU における重症脳卒中患者に対する早期リハビリテーション治療では個別の対応が求められる．特に離床を行う際は，リハビリテーション科医師も参加し慎重に進めるべきである．

文 献

1) Langhorne P, et al：Very early rehabilitation or intensive telemetry after stroke：a pilot randomised trial. *Cerebrovasc Dis*, **29**：352-360, 2010.
2) AVERT Trial Collaboration group：Efficacy and safety of very early mobilisation within 24 h of stroke onset(AVERT)：a randomised controlled trial. *Lancet*, **386**：46-55, 2015.
   Summary 早期離床に関する多施設共同大規模ランダム化比較試験(RCT)で，急性期脳卒中リハビリテーション医療に携わるなら読んでおくべき文献.
3) Rethnam V, et al：Early mobilisation post-stroke：a systematic review and meta-analysis of individual participant data. *Disabil Rehabil*, **44**(8)：1156-1163, 2022.
4) Bernhardt J, et al：Prespecified dose-response analysis for A Very Early Rehabilitation Trial (AVERT). *Neurology*, **86**：2138-2145, 2016.
5) Pandharipande PP, et al：Long-Term Cognitive Impairment after Critical Illness. *N Engl J Med*, **369**：1306-1316, 2013.
6) Garnacho-Montero J, et al：Critical illness polyneuropathy：risk factors and clinical consequences. A cohort study in septic patients. *Intensive Care Med*, **27**：1288-1296, 2001.
7) Iacobone E, et al：Sepsis-associated encephalopathy and its differential diagnosis. *Crit Care Med*, **37**：S331-S336, 2009.
8) Devlin JW, et al：Guidelines for the Prevention and Management of Pain, Agitation/Sedation, Delirium, Immobility, and Sleep Disruption in Adult Patients in the ICU. *Crit Care Med*, **46**：e825-e873, 2018.
   Summary ICU における疼痛，鎮静，せん妄を管理する上でのガイドラインで，ABCDE バンドルについても記載されている.
9) De Jonghe B, et al：Paresis acquired in the intensive care unit：a prospective multicenter study. *JAMA*, **288**：2859-2867, 2002.
10) Bautista CA, et al：Executive Summary：Post-Intensive Care Syndrome in the Neurocritical Intensive Care Unit. *J Neurosci Nurs*, **51**：158-161, 2019.
11) Reznik ME, et al：Impact of Delirium on Outcomes After Intracerebral Hemorrhage. *Stroke*, **53**：505-513, 2022.
12) 3学会合同人工呼吸器離脱ワーキンググループ：人工呼吸器離脱に関する3学会合同プロトコル. 〔http://www.jsicm.org/pdf/kokyuki_ridatsu1503b.pdf〕
13) Chatelle C, et al：Is the Nociception Coma Scale-Revised a Useful Clinical Tool for Managing Pain in Patients With Disorders of Consciousness?. *Clin J Pain*, **32**：321-326, 2016.
14) Roth C, et al：Early physiotherapy by passive range of motion does not affect partial brain tissue oxygenation in neurocritical care patients. *J Neurol Surg A Cent Eur Neurosurg*, **78**：42-45, 2017.
15) Anderson CS, et al：Cluster-Randomized, Crossover Trial of Head Positioning in Acute Stroke. *N Engl J Med*, **376**：2437-2447, 2017.
16) Drakulovic MB, et al：Supine body position as a risk factor for nosocomial pneumonia in mechanically ventilated patients：a randomised trial. *Lancet*, **354**：1851-1858, 1999.
17) Niimi M, et al：The effect of sitting position on consciousness levels and pupillary light reflex. *J Intensive Care Soc*, 2020. 〔https://doi.org/10.1177/1751143720930880〕

足の総合病院 下北沢病院 がおくる！

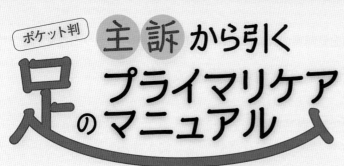

ポケット判 主訴から引く 足のプライマリケアマニュアル

編著 下北沢病院

好評

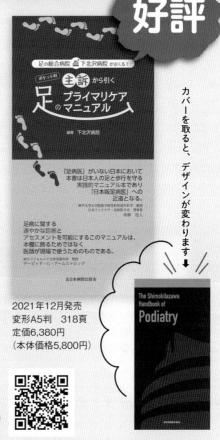

カバーを取ると、デザインが変わります→

足の疾患を診るうえで、最初の問診で確認しなければならないこと、行った方がよい検査など随所に「下北沢病院流」がちりばめられている本書。
足に関わる疾患が網羅されており、これから足を診る先生にとっては手放せない1冊に、既に足をご専門にされている先生にとっても、必ず知識が深まる1冊になります。
ぜひご診療の際はポケットに忍ばせてください。

2021年12月発売
変形A5判 318頁
定価6,380円
（本体価格5,800円）

詳しくはこちら

CONTENTS

I 初診時の診察
A 問診
　1. 足病
　2. 下肢救済，創傷
　3. 糖尿病
B 足部の診察と検査
　1. 足部アライメントの診断とそのパターン
　2. X線による画像診断
　　①足病
　　②下肢救済
　3. 足病の画像検査
　　①超音波
　　②CTとMRI
　4. 下肢救済の生理機能検査
　　①下肢血流の機能的検査
　　②下肢救済の画像検査
II 主訴からみる鑑別診断
A 足病
　1. 痺れ
　　①下肢の痺れ
　　②足部に限定した痺れや痛み
　2. 痛み（侵害受容性疼痛）
　3. 間欠性跛行
　4. 足趾変形
　5. 爪の異常
　6. 皮疹
　7. 紫斑
　8. 圧痛を伴う下肢の結節（結節性紅斑とその他の鑑別疾患）
　9. 足の色素性病変
　10. 臭い，多汗
　11. 胼胝・鶏眼・疣贅
　12. 胼胝マップ
　13. 色調不良
　14. むくみ
　15. こむら返り（足が攣る）
B 慢性創傷のある患者への対応
　1. 足部の潰瘍の基本的な診断
　2. 下腿潰瘍の鑑別
　3. ガス壊疽と虚血性壊疽
　4. 感染（発赤，腫脹，膿）
III 足の疾患 各論
A 運動器疾患
　1. 扁平足障害
　　①成人扁平足
　　②小児の扁平足
　2. 前足部の疾患
　　①外反母趾
　　②強剛母趾と制限母趾
　　③マレットトウ（槌趾），ハンマートウ，クロウトウ（鉤爪趾）
　　④内反小趾
　　⑤種子骨障害
　　⑥モートン病
　　⑦リウマチ足
　3. 後足部の疾患
　　①足底腱膜炎
　　②外脛骨障害
　　③アキレス腱症
　　④足根管症候群
　　⑤後脛骨筋腱機能不全
　　⑥足根洞症候群
　　⑦足根骨癒合症
　4. 足関節の疾患
B 外傷（骨折と靱帯損傷）
　1. 画像診断
　2. 対応
C 浮腫
D 下肢救済
　1. 足病変の診断と治療方針
　2. 糖尿病性足病変
　　①血流障害
　　②神経障害 フェルトと装具
　　③糖尿病足感染と糖尿病足骨髄炎
　　④シャルコー足
　3. 糖尿病管理の基本
　4. 糖尿病の周術期管理と栄養管理
　5. 閉塞性動脈硬化症
　　①血行再建（EVTと外科的血行再建術）
　　②疼痛管理
　　③補助療法
　　④薬物療法
　　⑤運動療法
　6. Buerger病
　7. Blue toe syndrome
　8. 下肢静脈瘤
　9. 深部静脈血栓症
E 爪
　1. 爪・足白癬
　2. 巻き爪，陥入爪，爪甲肥厚
　3. 爪と腫瘍
F その他
　1. 膠原病・類縁疾患
　　①膠原病（関節リウマチなど）
　　②関節リウマチ以外の膠原病・類縁疾患
　2. 結晶性関節炎（痛風関節炎・CPPD関節炎）
　3. レストレスレッグス症候群（むずむず脚症候群，下肢静止不能症候群）
IV 足診療の基礎知識
A 足部の解剖
　1. 骨格
　2. 筋肉，腱，靱帯
　3. 血管
　4. 神経
　5. 関節可動域
B 歩行周期

索引

コラム
● 足趾MTP関節の可動域訓練
● 神経障害と圧迫療法
● 体液の再分配
● 母趾の退化？
● 機能的制限母趾
● 「いつまで履かなきゃいけないんですか？」
● 爪白癬の治療ゴールをどこにすべきか

全日本病院出版会
www.zenniti.com
〒113-0033 東京都文京区本郷3-16-4　Tel：03-5689-5989
Fax：03-5689-8030

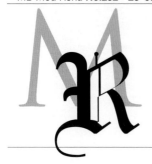

特集／脳血管障害の片麻痺患者へのリハビリテーション治療マニュアル

回復期以降の機能評価と ADL 評価

漆谷直樹[*1]　田中直次郎[*2]　福江　亮[*3]　丸田佳克[*4]
松下信郎[*5]　玉代浩章[*6]　岡本隆嗣[*7]

Abstract　回復期リハビリテーション病棟(以下，回リハ病棟)は① 安静による廃用を防ぎ，② ADL を向上させ，③ 住み慣れた地域への在宅復帰が主たる目的である．しかし，回リハ病棟の患者の声を聞くと身体能力の改善を望む声が多く聞かれる．したがって ADL を改善させ早く自宅へ返すだけではなく，個々の身体能力向上も重要な役割である．そのためには，患者の状態を ICF に基づいて整理して全体像を捉え，その評価結果から治療計画を考えると良い．さらに，治療実施後の再評価により介入内容を見直し，PDCA サイクルを回すことが重要である．近年，回リハ病棟では TMS 治療，ボツリヌス毒素療法，ロボット治療をはじめ最先端治療も盛んに行われるようになった．適切なタイミングでこれらの治療を行うために，経時的な評価を行い，評価結果の持つ意味を医療スタッフで共有することで，より治療効果の高いリハビリテーションが提供できると考える．

Key words　回復期リハビリテーション病棟(kaifukuki [convalescent] rehabilitation ward)，ICF(international classification of functioning, disability and health)，心身機能評価(functional assessment)

はじめに

　回復期リハビリテーション病棟(以下，回リハ病棟)は，急性疾患による要介護状態を集中したリハビリテーションにより改善させる場として，介護保険制度の施行と同期して 2000 年(平成 12 年)に創設された[1]．2008 年(平成 20 年)の社会保障国民会議では，入院医療の機能分化と連携，および地域包括ケア体制の整備が医療・介護機能再編の 2 大目標とされ，入院医療と地域を結ぶ回リハ病棟の役割が一層重要とされた[2]．そして 2016 年(平成 28 年)には，より効果的・効率的な入院リハビリテーションの指標として「実績指数」が導入され，結果的に回リハ病棟の平均在院日数は全国的に短縮傾向にある．

　一方，入院患者の声に耳を傾けると「歩けるようになるか」，「手が動くようになるか」と，身体機能の回復を切実に望む声がほとんどである．したがって，回リハ病棟は患者を地域に早く帰すことばかりではなく個々の患者の心身機能や ADL を十分に改善させることを忘れてはならない．また回リハ病棟退院後の生活期では「活動・参加」のアプローチに焦点が当てられることが多いが，活動・参加を高めるためには機能的な維持・向上も

[*1] Naoki URUSHIDANI, 〒 731-5143 広島県広島市佐伯区三宅 6-265　西広島リハビリテーション病院，作業療法士／リハビリマネージャー
[*2] Naojirou TANAKA, 同，理学療法士
[*3] Ryo FUKUE, 同，理学療法士
[*4] Yoshikatsu MARUTA, 同，理学療法士
[*5] Shinrou MATSUSHITA, 同，理学療法士
[*6] Hiroaki TAMASHIRO, 同，作業療法士
[*7] Takatsugu OKAMOTO, 医療法人社団朋和会，理事長

(%)	FMT	Ash-worth	FC	ROM	WMFT	MAL	ARAT	BBT	JTHT	MAS	NHPT
D4. Mobility	13.3	0	0	0	50	26.9	84.2	100	100	44.4	100
D5. Self care	0	0	0	0	0	50	0	0	0	0	0
D6. Domestic life	0	0	0	0	0	32.1	0	0	0	0	0
B7.Movement functions	86.6	100	100	100	50	0	15.8	0	0	55.6	0

ICF activity domains included: D4. Mobility, D5. Self care, D6. Domestic life.ICF body function/body structure domains included: B7. Musculoskeletal and movement related functions. ARAT = Action Research Arm Test, Ashworth = Ashworth scale, BBT = Box and Blocks Test, FC = Force Control, FMT = Fugl-Meyer Test, JTHT = Jebsen Taylor Hand Test, MAL = Motor Activity Log, MAS = Motor Assessment Scale, NHPT = Nine Hole Peg Test, ROM = Range of Movement, WMFT = Wolf Motor Function Test.

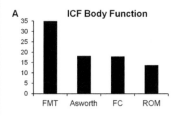

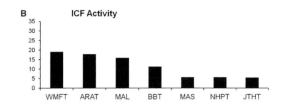

図 1.

上段：それぞれの評価が ICF のどの要素に関連しているか割合を示している.

下段：研究報告では心身機能・身体構造レベルでは FMA（表記は FMT）が 36％用いられ，活動レベル
では WMFT，ARAT，MAL などが 15％以上使用されている.

（文献6より引用）

不可欠である. 最近では生活期の片麻痺患者においても, 磁気刺激療法やボツリヌス毒素療法, ロボット治療などを併用した, 集中的なリハビリテーション治療によって, 機能レベルの改善を図ることができることが多数報告されている[3]~[5].

すなわち, リハビリテーション医療とは, 生活機能の各レベル(心身機能・身体構造, 活動, 参加)にバランス良くアプローチし, それぞれのステージにおいて生活機能を最大限に改善させることが目標となる. そのためには評価指標が, 生活機能のどのレベルを主に評価しているか, その特性を把握した上で使用することが重要となる.

上肢機能においては, Santisteban らが 2004～2015 年の間に脳卒中後の介入研究において最も普遍的に使用されている上肢機能の測定指標の特性を明らかにしている[6]（図1-上）. 例えば Fugl-Meyer assessment（以下, FMA, 図1の文献[6]では Fugl-Meyer test；FMT と表記）では, ほとんどの項目（87％）が ICF 心身機能・身体構造レベル（B7 domain：筋骨格系および運動関連機能）に関連し, 残りが ICF 活動レベル（D4 domain：運動・移動）に関連した評価となっている. 対照的に action research arm test（以下, ARAT）は, 84％

が ICF 活動レベルとなっている. 心身機能・身体構造レベルでは FMA が 36％の研究で用いられ, modified Ashworth scale（以下, MAS, 図1の文献[6]では Ashworth と表記）など他の指標の約2倍であった. 活動レベルでは, ARAT, Wolf motor function test（以下, WMFT）, motor activity log（以下, MAL）などが代表的で 15％以上の研究で用いられていた（図1-下）.

このような特性に基づき, 評価指標の選択や, 定期評価の期間を設定し, 治療計画の PDCA サイクルに役立てる. 重要なことは治療効果を高めるために各種評価指標をどのように生かすかである.

本稿では回リハ病棟, 生活期で使用することの多い上下肢の機能評価, ADL 評価, 個別訓練時間以外での病棟生活における取り組みを当院の症例を提示して述べる.

回復期以降で用いられる機能評価

ICF を用いて患者の全体像を把握し, 各職種が役割分担をしながら, 標準化された方法を用いて系統的かつ定量的に評価した結果を多職種で共有する[1]. ここでは代表的な機能評価について, 主に評価する ICF レベルごとに紹介する.

1．心身機能・身体構造（body function & stracture）

1）Fugl-Meyer assessment

FMA は脳血管障害患者に対して片麻痺の程度を表す gold standard として世界的に受け入れられている[7]．運動機能，バランス，感覚，関節可動域，痛みを含み，ICF の心身機能・身体構造レベルの代表的な評価である．

本評価は脳血管障害後の麻痺は段階的に回復するという考えに基づき開発されており，片麻痺の特異的な評価として使用されている．上肢項目 66点，下肢項目 34 点であり運動機能は合計 100 点である．その他，バランス 14 点，感覚 24 点，関節可動域・痛み各 44 点であり両者を合わせて合計226 点となる．採点は 3 段階の順序尺度によって採点され，0 点は「なし・不可」，1 点は「不十分」，2 点は「あり・十分」となっている．得点は 0 点（重度）～226 点（正常）と点数が高いほど機能は良好である．上肢機能においては A（肩，肘，前腕），B（手関節），C（手指），D（協調性，速度）によって構成されている．Arya らの報告[8]では亜急性期患者の上肢麻痺における臨床的に有意な最少差（minimal clinically important difference；以下，MCID）は 9～10 点としている．

2）modified Ashworth scale

Bohannon と Smith が脳卒中片麻痺患者の痙縮を評価するために，Ashworth scale の変法として1987 年に発表した評価手段である．四肢の関節を他動的に動かした際に，検者が感じた抵抗感を 0，1，1+，2，3，4 で評価し，数値が高いほど痙縮の度合いが強いことを意味する．ボツリヌス毒素療法，反復性経頭蓋磁気刺激（rTMS）と集中作業療法（NEURO-15）などの痙縮に対する治療判定に使用されている．MCID については不明であるが Simpson らが行った上肢痙縮に対するボツリヌス毒素療法の効果判定のためのプラセボ対照二重盲検無作為比較試験[9]においては，MAS における grade の 1 点の変化を臨床的に意味のあるものとして扱っている．

3）Berg balance scale（以下，BBS）

Berg らにより 1989 年，高齢者のバランス機能をより適切に評価するための指標として開発された，機能的バランス能力の評価である[10]．座位，立位での静的姿勢保持と動的バランスなど，臨床的によく用いられる動作を評価項目としている．評価項目が日常で必要とされる動作で構成されているため，どの動作で能力が低下しているかを明らかにすることができる．評価は 14 項目をそれぞれ 0～4 点で評価し，合計得点は 56 点である．得点が高いほどバランスが良いことを表し，転倒頻度や歩行能力，ADL とも関連がある．高齢者では45 点が杖歩行の基準値となり，それ以下では転倒リスクが高まり，36 点以下の転倒リスクは 100%である．

当院では 2015～2016 年の間に回復期病棟を退院した脳卒中初発患者で functional independence measure（FIM）の歩行が 5 以上であった 128 名のうち，BBS もしくは timed up to go（TUG）のカットオフ値の少なくとも 1 つを下回った 22 名の患者を調査したところ，自立が 9 名，非自立が 13 名であった．自立した 9 名のうち 3 名がその後の入院期間中に転倒を経験していた．カットオフ値を下回る患者については，チームで慎重に協議した上で歩行自立とする場合もあるが，歩行自立後にも一定期間をおいて再評価するようにしている[11]．

2．活動（activity），参加（participation）

1）Action research arm test

Lyle によって 1981 年に発表された上肢運動能力の評価である[12]．ADL における上肢運動を，つかみ（grasp），握り（grip），つまみ（pinch），粗大運動（gross movement）という 4 つの下位項目に分け，指定された動作の遂行度合いを評価する．得点範囲は 0～57 点で運動項目は 19 項目からなり4 段階で評価される．0 点は課題のどの部分も実施できない場合，1 点は対象物品を持ち上げることはできるが，それ以上課題を遂行できない場合，2 点は課題の遂行は可能であるが動作に困難を伴う場合，3 点は努力を伴わず正常に課題を遂行で

きる場合となっている．FMA の上肢運動項目と高い相関があり，上肢機能の変化に反応性が高い．生活期での MCID は 10％ の改善で 5.7 点と推測される[13]．急性期では利き手で 12 点，非利き手で 17 点とされている[14]．本検査は麻痺側上肢の活動について評価するが，粗大動作の項目もあり，重度～中等度の麻痺の患者であっても点数として反映されやすい．

2）Wolf motor function test

WMFT は Wolf[15] により 2001 年に CI 療法（constraint-induced movement therapy）前後の麻痺側上肢機能を評価する目的で作成し，日本では高橋により日本語版 WMFT[16] として報告されている．検査は 15 項目で構成されており 6 つの単純な関節運動課題と，物品を介し上肢の総合的な動きを求める 9 つの課題からなる．各動作の制限時間は 120 秒である．また，質的評価として function ability scale（以下，FAS）があり，0 点（全く動かせない）～5 点（健常に近い動き）の 6 段階となっており得点範囲は 0～75 点である．全 15 項目の所要時間と FAS の動作の質の変化を検討対象としている．MCID については，遂行時間で 19 秒間（利き手）の改善，FAS では利き手で 1.0 点，非利き手で 1.2 点の報告がある[14]．

3）Simple test for evaluating hand function（以下，STEF）

金子らにより作成した様々な上肢機能障害に対応する評価[17] である．各 10 点満点の 10 種類のサブテストで評価するものであり合計得点は 100 点である．異なる大きさ，形状，物品，素材などを運搬する所要時間を 10 段階で評価し合計得点を算出する．上肢の動作能力，特に動きの速さを客観的に，短時間で把握し，それを基にして治療と訓練の判定をする目的で開発された定量的評価法である．本検査は対象物を持てない，運べない重度の患者は得点化ができず，比較的上肢麻痺が軽度な患者に対して適した検査と言える．

4）Jikei assessment scale for motor impairment in daily living（以下，JASMID）

上肢麻痺の主観的スケールとして MAL[18] が使用されることがあるが，MAL は欧米の生活様式に即している項目が多い．そこで「日本の生活様式に即した」上肢に関与する ADL 障害の主観的評価を可能にすることを目的として，石川らにより考案されたのが JASMID[19] である．動作項目は 20 項目で，どれくらい麻痺側上肢を使用しているか（使用頻度）を 0 点（全く使用していない）～5 点（いつも使う）の 6 段階で採点する．また，麻痺側上肢の動作をどのくらい困難と感じているか（動作の質）を 1 点（使おうとしてもほとんどできない）～5 点（全く困難さを感じない）の 5 段階で採点する．これをスタッフが質問し聞き取りをして点数を算出する．病前より行わない動作，麻痺側の上肢でもともと行わない動作は，使用頻度は 0 点として，動作の質は空欄とする．

5）Timed up and go test

TUG は 1991 年カナダの Podsiadlo と Richardson の考案による，バランス障害を持つ高齢者の移動能力を評価[20] することを目的としている．TUG は椅子から立ち上がり，3 m 先の目印を方向転換し，元の椅子に座る一連の動作に要する時間を測定する．高齢者の転倒リスク，脳卒中後の移動能力や自立の予測などに用いられる．須藤らの研究[21] では，回復期病棟入院中の脳卒中片麻痺患者 26 名（50.7±14.8 歳）を対象とし，脳卒中後片麻痺患者の院内実用歩行達成の目安として，カットオフ値は 20 秒，屋外実用歩行については 17 秒という値が提示されている．

6）10 m 歩行テスト

10 m 歩行テストは 10 m の歩行速度や歩数を測定する評価方法である[22]．理学療法の研究報告では治療効果の確認の指標としても用いられることが多く，歩行能力や ADL 能力向上との関連も報告されている．10 m 歩行評価時の歩行速度については，通常速度での歩行（通常歩行）と最大速度

での歩行（最大歩行）の測定があるが臨床現場では通常速度のみ，最速速度のみ，両方を実施するなど，各病院で方法が異なることがある．10 m 歩行は簡易的に測定できる長所の反面，測定場所，周囲の環境，テストの説明方法，口頭指示の内容などによって測定結果に違いが出る可能性があるので，可能な限り施設内での測定方法を統一すると良い．

回復期以降で用いられる ADL 評価

1．Functional indepndence measure

1983 年に米国リハビリテーション医学会とリハビリテーション医学アカデミーが作業部会を設置し，多くの ADL 評価をもとに新たな評価表を作成することとなり完成された[23]．運動項目はセルフケア，排泄コントロール，移乗，移動の能力の計 13 項目であり，認知項目はコミュニケーション，社会的認知の計 5 項目の合計 18 項目からなる．介護量から 1（全介助）〜7（完全自立）の 7 段階で自立度を評価し合計得点は 126 点である．Barthel index（BI）よりも詳細に評価でき，脳卒中に限らず廃用症候群などあらゆる疾患に利用できる．

回リハ病棟では 2016 年度（平成 28 年）診療報酬改定にて，アウトカム評価「実績指数」が導入された．実績指数導入前までは BI を使用している回リハ病棟が約 3 割あったが，現在ではほとんどの病棟で FIM による ADL 評価が行われている[24]．しかし，FIM の採点には十分な教育が必要であり，2021 年の調査では修了書が発行される FIM 講習会の受講者が 0 人の施設が 33.5％と報告されている[25]．FIM は入退院時だけに評価するものではなく，チームカンファレンスなどでリハビリテーション時の「できる ADL」，病棟生活時の「している ADL」の能力の差を測るなどして，治療プロセスに活用する．診療報酬上のための FIM の活用ではなく，治療プロセスとしての FIM の活用が大切である．

2．Barthel index

Mahony らによって 1965 年に開発された ADL 評価法である[26]．評価項目には食事，移乗，整容，トイレ，洗体，平地歩行，階段昇降，更衣，排便コントロール，排尿コントロールの 10 項目からなる．ADL 評価である前述した FIM とは異なる点として配点がある．各項目は「自立」，「部分介助」，「全介助または不能」の 3 件法で 15〜0 点の重み付け点数が割り振られており 100 点満点である．FIM に比べて点数が大まかであり，細かい ADL 能力を把握しにくい．現在，回リハ病棟では診療報酬制度に関連して FIM が主体となっているが，生活期では BI を求められる場合も多い．

3．Frenchay activities index（以下，FAI）

1983 年に Holbrook と Skilbeck によって，脳卒中後の応用的 ADL を評価するために開発された[27]．日本では蜂須賀らがスモン患者の応用的 ADL を簡便に評価する目的で FAI を日本語に翻訳し日本の実情に合うように作成した[28]．採点方法は 0〜3 点の 4 段階で，15 項目の手段的 ADL（以下，IADL）を合計 0 点（非活動的）〜45 点（活動的）で評価する．食事の用意や片付け，洗濯，掃除などの家事動作のほか，外出，買い物，旅行などの IADL を実施頻度で評価するため，活動レベルだけでなく，参加レベルの評価としても有用である．対象は認知症や失語症のない在宅障害者や中高齢者であるが，近年では大腿骨頚部骨折やその他の下肢障害など徐々に対象範囲が広まってきている．

当院では入院時に，FAI を用いて病前の生活状況を評価した上でリハビリテーションを開始する．また，自宅退院患者については電話やアンケートにより，退院後 3 か月後・1 年後の FAI を評価し，IADL の状況を確認するようにしている．過去の調査では退院後に外出や屋外歩行の頻度の減少が生活機能低下に大きな影響を与えることが示唆されており[29]，退院後も地域と関わることができるようなリハビリテーション計画が必要である．

症例紹介

症例は 60 代女性で右利きの脳梗塞，右片麻痺で

表 1. 症例の評価経過

ICF(主な評価領域)		項目	評価項目	入院時	2 週間後	4 週間後	6 週間後	8 週間後
心身機能身体構造	(B7)	上肢麻痺	FMA(上肢)	12	15	17	20	21
	(B7)	バランス機能	BBS	27	41	45	47	49
	(D4)	上肢運動能力	ARAT	0	0	2	3	3
活動／参加	(D4〜D6)	日常生活での上肢使用(主観的評価)	JASMID使用頻度	20	20	21	21	22
			JASMID動作の質	20	20	20	20	20
	(D4)	歩行能力	10 m 歩行	43.5	25.07	15.03	11.5	10.31
	(D4)	バランスを伴う移動能力	TUG	非実施	27.5	15.03	12.87	13.72
	(D1〜D5)	ADL 動作	FIM	運動 53 認知 31	運動 60 認知 33	運動 74 認知 35	運動 76 認知 35	運動 76 認知 35
				合計 84/126	合計 93/126	合計 109/126	合計 111/126	合計 111/126

あった．0 病日目に一過性の右片麻痺を認め救急搬送され直後に右完全麻痺となり頭部 MRI にて左基底核〜放線冠に脳梗塞を認め発症 34 病日目に当院入院となった．

1．初期評価

初期評価では FIM：84/126(運動項目合計 53点，認知項目合計 31 点)であり車椅子で ADL 監視レベルであった．上肢は弛緩性麻痺を呈しており，FMA：12/66(A 12/B 0/C 0/D 0)，MAS：肘 0・手関節 0・前腕 0・手指 0，ARAT：0/57 であった．JASMID は使用頻度が 20，動作の質が 20と生活面における麻痺側上肢の使用頻度は低い状況であった．バランスは BBS 27 点，10 m 歩行は4 点杖と短下肢装具にて 43.5 秒であった．

目標は T 字杖と短下肢装具にて入浴を含めた ADL が自立すること，カット野菜を使用し料理を 1 品作ることとした．上肢麻痺に対しては機能レベルの目標を肩甲帯周囲の筋収縮の向上，単関節での分離運動の向上，机上での上肢の保持とし，ADL などの活動レベルの目標として書字の際に紙を右手で押さえることなどによる補助手を目標とした．下肢麻痺に対しては機能レベルでは股関節周囲筋の筋収縮向上，単関節の分離向上，右下肢の支持性向上とし，活動レベルでは T 字杖と金属製短下肢装具を用いて屋内歩行の自立を目標とした．

2．リハビリ経過

ADL は入院 4 週間目で車椅子にてベッド移乗，トイレ動作などの ADL が自立し FIM：109/126(運動項目合計 74 点，認知項目合計 35 点)となった．上肢麻痺に対しては中枢部の支持性向上に向け電気刺激治療，自動介助運動での随意訓練を中心に行い，入院 8 週間目で FMA：21/66(A 20/B 0/C 1/D 0)，MAS：肘 1．手関節 1＋．前腕 1．手指 2 となった．ARAT では粗大運動が可能となり 3/57 となってきた．JASMID では使用頻度が 22，動作の質が 20 と生活場面の中でペットボトルの把持の際に右上肢の参加を認めた．下肢麻痺に対しては右下肢への荷重訓練，装具を用いた歩行訓練，随意訓練を行いバランスは BBS：49/56，10 m 歩行が 4 点杖と短下肢装具で 10.31 秒，TUGが 13.72 秒となり病棟内歩行が自立となった．(表1)

3．病棟生活での取り組み

個別リハビリテーション以外の病棟生活ではリハビリテーション時間の「できる ADL」を病棟生活時間の「している ADL」として定着させる[30]ことを考えた．

上肢麻痺に対しては，個別リハビリテーションで中枢部の収縮が得られやすくなり病棟看護師が自己検温時に右腋下で体温計を挟むことを動作評価，指導を行い自力で可能となった．歩行に対し

ては耐久性向上に向け患者に万歩計を管理してもらい，1日4,000歩を目標に病棟スタッフと院内歩行，屋外歩行を実施し，夜間の歩行や階段昇降などの退院後の生活でも必要な動作練習を並行して行った．自主トレーニングでは機能レベルとして上下肢のセルフストレッチ指導を行い，活動レベルでは乾燥機使用後の洗濯物たたみの際の右上肢の一部参加を促した．

4．今後のリハビリテーション

現在も回リハ病棟入院中の患者であり，在宅復帰を目指しリハビリテーションを行っている．当院では定期評価として2週間ごとに機能評価，ADL評価を行い評価の結果を踏まえ処方の見直し，各職種の治療・計画の見直し，目標の立案とPDCAサイクルを回している．昨今は回リハ病棟入院中でもrTMS治療やボツリヌス毒素療法，ロボット治療などの治療選択が豊富になっている．定期評価を確実に行うことで，適切なタイミングで最適な治療選択の見極めが行えると思われる．

まとめ

回復期から慢性期における身体機能評価をICFの枠組みを通じて説明した．ICFを用いて整理することで患者の障害像を捉えることができる．今回は脳卒中後の評価を中心に述べたが，どの疾患であっても適時適切な評価を正しく行い，治療戦略を立てて治療効果を高めることが重要である．

文　献

1) 岡本隆嗣：回復期リハビリテーション病棟における多職種連携．*Jpn J Rehabil Med*，**58**(5)：482-489，2021.
Summary 回リハ病棟の多職種連携の概要と，それぞれの「分業」と「協業」の中にリハビリテーション科医のリーダーシップとチームスタッフのメンバーシップの重要性が述べられている．

2) 岡本隆嗣：退院支援と退院後のフォローアップ．総合リハビリテーション，**48**(2)：133-142，2020.
Summary 回リハ病棟の地域へのソフトランディングと退院後のフォローアップについて実際の取り組みも含めまとめている．

3) 角田　亘ほか：脳卒中後遺症に対する経頭蓋磁気刺激．脳卒中，**38**(5)：340-345，2016.
Summary 脳卒中後上肢麻痺に対するrTMS治療のコンセプト，安全性，治療結果がまとめられている．

4) Takekawa T, et al：Botulium toxin type A injection, followed by home-based functional training for upper limb hemiparesis after stroke. *Int J Rehabil Res*, **35**(2)：146-152, 2012.

5) 内山侑紀ほか：上肢機能再建に向けたロボットリハビリテーション．*Jpn J Rehabil Med*，**57**(5)：415-420, 2020.

6) Santisteban L, et al：Upper Limb Outcome Measures Used in Stroke Rehabilitation Studies：A Systematic Literature Review. *PLOS ONE*, **11**(5)：e0154792, 2016.
Summary 脳卒中後上肢麻痺の介入研究において評価項目がどのように並行して用いられているかを示している．

7) Gladstone DJ, et al：The fugl-meyer assessment of motor recovery after stroke：a critical review of its measurement properties. *Neurorehabil Neural Repair*, **16**(3)：232-240, 2002.

8) Arya KN, et al：Estimating the Minimal Clinically Important Difference of upper Extremity Recovery Measure in subacute stroke patients. *Top Stroke Rehabil*, **18** Suppl 1：599-610, 2011.

9) Simpson DM, et al：Botulium toxin type A in the treatment of upper extremity spasticity：a randomized, double-blind, placebo-controlled trial. *Neurology*, **46**(5)：1306-1310, 1996.

10) Berg K, et al：Measuring balance in the elderty：preliminary development of an instrument. *Physiother Can*, **41**(6)：304-311, 1989.

11) 松下信郎ほか：施設内での転倒予防に活かすバランス評価．理療ジャーナル，**55**(10)：1116-1120, 2021.

12) Lyle RC：A performance test for assessment of upper limb function in physical rehabilitation treatment and research. *Int J Rehabil Res*, **4**(4)：483-492, 1981.

13) Van der Lee JH, et al：The intra- and interrater reliability of the action research arm test：a practical test of upper extremity function in patients with stroke. *Arch Phys Med Rehabil*, **82**(1)：14-19, 2001.

14) Lang CE, et al：Estimating minimal clinically important differences of upper-extremity measures early after stroke. *Arch Phys Med Rehabil*, 89(9)：1693-1700, 2008.

15) Wolf SL, et al：Assessing Wolf motor function test as outcome measure for research in patients after stroke. *Stroke*, 32(7)：1635-1639, 2001.

16) 高橋香代子ほか：新しい上肢機能評価法・日本語版 Wolf Motor Function Test の信頼性と妥当性の検討. 総合リハ, 36(8)：797-803, 2008.

17) 金子　翼ほか：簡易上肢機能検査の試作. 理療と作療, 8(3)：197-204, 1974.

18) Uswatte G, et al：Reliability and Validity of the upper-extremity Motor Activity Log-14 for measuring real-world arm use. *Stroke*, 36(11)：2493-2496, 2005.

19) 石川　篤ほか：本邦の生活に即した脳卒中後上肢麻痺に対する主観的評価スケール作成の試み―日常生活における「両手動作」と「片手動作」に注目して. 慈恵医大誌, 125：159-167, 2010.

20) Podsiadlo D, Richardson S：The timed "Up & Go"：a test of basic functional mobility for frail elderly persons. *J Am Geriatr Soc*, 39(2)：142-148, 1991.

21) 須藤博幸ほか：理学療法効果判定の指標としての FRT, TUGT の可能性. 理療ジャーナル, 35 (12)：879-884, 2001.

22) 奈良　勲ほか：標準理学療法学 理学療法評価学, 第3版, 医学書院, 2009.

23) 千野直一ほか：脳卒中の機能評価 SIAS と FIM [基礎編], 金原出版, 2012.

24) 近藤国嗣：回復期リハビリテーション医療の課題と展望. *J Clin Rehabil*, 31(4)：309-317, 2022.

25) 回復期リハビリテーション病棟協会編：回復期リハビリテーション病棟の現状と課題に関する調査報告書. 一般社団法人回復期リハビリテーション病棟協会, 2022.

26) Mahony FI, Barthel DW：Functional Evaluation：The Barthel Index. *Md State Med J*, 14：61-65, 1965.

27) Holbrook M, Skilbeck CE：An activities index for use with stroke patients. *Age Aging*, 12(2)：166-170, 1983.

28) 蜂須賀研二ほか：スモン患者の ADL, SDL, PCI, CEL, 厚生省特定疾患スモン調査研究班平成6年度事業集, 268-269, 1995.

29) 岡　光孝ほか：脳卒中と地域リハビリテーション. 作療ジャーナル, 55(8)：999-1003, 2020.

30) 玉代浩章：「できる ADL」を「している ADL」にするための取り組み―上肢麻痺肢に使用した「病棟チェックリスト」. リハビリナース, 12(5)：458-462, 2019.

MB Med Reha **No.282**：**36-41**, 2022

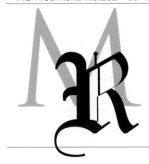

特集／脳血管障害の片麻痺患者へのリハビリテーション治療マニュアル

下肢麻痺の重症度に合わせた理学療法戦略

中山恭秀*

Abstract　片麻痺に対する理学療法には様々な方法がある．重症度を考慮してプログラムを立てる上で大切なポイントは，患者がどのように運動すれば良いかをセラピストが麻痺の状況を理解して，できる限り正しく提供することにある．本編は，まずリハビリテーション関連職種が頻繁に利用する Brunnstrom recovery stage を軸に，重症度別の麻痺性運動の理解を紐解く．そして，筆者が臨床で用いることの多い荷重練習，standing on slant board training(SST)とおよびストレッチングを取り上げ解説する．荷重練習は自主トレとして提案されることも多いメニューであるが，患者がどのようにすれば正解なのか不明瞭なまま回数のみ積み重ねるようなことは避けなければならない．SST は体重心を前方に偏位させることが証明されている理学療法であり，歩行練習の前のプレコンディショニングとして行うことをおすすめする．ストレッチングによる関節可動域拡大は痙縮の軽減に寄与できる．病態ごとに理学療法の根拠を意識することが重要である．

Key words　下肢麻痺(lower extremity paresis)，重症度(disease severity)，ブルンストローム・リカバリー・ステージ(Brunnstrom recovery stage)，理学療法(physical therapy)

はじめに

　下肢麻痺に対する理学療法の最大の目標は歩行再建や動作の獲得にある．歩行は空間における重心の効率的移動であり[1]，理学療法士は麻痺の重症度や特徴に加え，環境による変化や患者の心理，感覚麻痺との関係を判断材料に加えプログラムを立案することが必要である．臨床的ポイントはフィードバックにあり，お互いが求める成果につなげるために，わかりやすい情報に整理して伝える意識と準備が求められる(**図1**)．感覚以外の情報は信頼性の高いものが多い．患者がどのように感じているかといった評価はできても，患者がより妥当なフィードフォワードをするために必要な修正情報に使えているかというと，そうではない．大脳に伝え処理する身体運動の情報があまり

にも多すぎるということもある．感覚の評価は感覚を知るためのみならず，実際に治療をする場面でどのように伝わっているか，その情報を受けて患者がどのようなパフォーマンスをしているか，という視点を持つことが大切だと感じる．

運動麻痺の重症度

　臨床現場では，運動麻痺の症状を **Brunnstrom recovery stage(BRS)**[2]という尺度で捉えることが多い．急性期に測定できない項目があることや，国際的に広く用いられていない点も指摘されるが，Brunnstrom 女史が理学療法士と作業療法士のダブルライセンスを持つということからも，療法士目線で障害を捉え，治療プログラムとのつながりがつかみやすい．特に，簡便に**分離／未分離と，病的共同運動や連合反応などの存在**が理解

* Yasuhide NAKAYAMA，〒105-8471 東京都港区西新橋3-19-18　東京慈恵会医科大学リハビリテーション医学講座，准教授／技師長

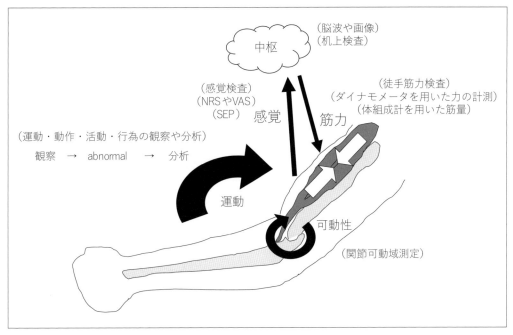

図 1. 臨床で障害を捉えるモデル（中山）

表 1. Brunnstrom recovery stage（下肢）

stage 1	随意的な筋収縮なし．筋緊張は低下
stage 2	随意的な筋収縮，または連合反応が出現．痙縮が出現
stage 3	座位や立位にて股関節・膝関節・足関節が同時に屈曲
stage 4	共同運動から逸脱し以下の運動が可能である状態 1）座位にて膝関節を 90°以上屈曲し足部を床上で後方に滑らすことが可能である． 2）足部を床から持ち上げずに，足関節を随意的に背屈できる．
stage 5	共同運動から比較的独立し，以下の運動が可能である状態 1）立位にて股関節伸展位で荷重されていない膝関節だけを屈曲させられる． 2）立位にて踵を前方に少し振り出し，膝関節伸展位で足関節だけを背屈できる．
stage 6	各関節運動が分離し，以下の運動が可能である状態 1）立位にて骨盤挙上による関節可動域を超えて股関節を外転できる． 2）座位にて内側および外側ハムストリングスの相反的な活動により，足関節の内反，外反を伴って下腿を内旋，外旋させることができる．

（文献 2 より引用）

しやすく，治療を選択する上で 1 つの目安になる．これに筋緊張評価と感覚を組み合わせることで，より治療との連結がしやすくなる．BRS は，上肢・手指・下肢それぞれに 6 つの stage が設定されている．正常と stage 6 の区別はスピードテストで判断され，わずかでも麻痺が介在すればそれは正常と区別することになる．一般的に stage 6 と stage 5 は軽症として認知されており，stage 3 と stage 4 を中等症，stage 1 と stage 2 を重症として運動麻痺を捉える．臨床ではまず stage 3 を

評価する流れとなる．本稿の読者が理学療法士やリハビリテーション科医師にとどまらない点を考慮し，下肢 BRS（**表 1**）の判定項目と療法士の視点や治療とのつながりについて解説したく思う．

軽症に対する判定と治療のポイント

麻痺がない，いわゆる健常と軽度の麻痺があるということを判断するうえで重要な視点は，動作や歩行が過不足なくできる状態であるか，ということにある．そのため stage 6 の判定は，歩行と

つなげて考えることが重要になる．Stage 6 は**関節運動が分離して行える状態**を意味し，2つの高い分離能が求められるテストで判断する．

1つ目は，立位で片方の下肢を外転させるという運動である．これは，正常と軽症の麻痺の違いを外転運動の可否で判定しているが，重力に抗した姿勢，きわめて不安定である**片脚立位を保持しながら運動が可能かどうか**を見ているということを理解するのが重要である．歩行の遊脚肢が行う骨盤挙上運動は，歩行の安定性を担保するなかで振り出しに必要な要素である．片脚立位における遊脚の操作について歩行を視野に入れてみるとよい．もう1つは踵をついた座位で下腿を内旋，外旋させるという課題である．足関節の内外反は含んで構わない．これはハムストリングスという膝関節屈筋群である**1つのまとまりをもった筋について，わずかな回旋角度の下腿を動かすために働く内側と外側の筋の使い分けという高度な分離能**を見ている．すなわち，stage 6 における理学療法の視点は，片脚立位のようなバランスを伴う活動における関節の分離を促すことと，巧みに筋を操ることに置かれていることになる．

Stage 5 は**病的共同運動から独立する段階**である．病的共同運動は独立して単一での運動ができず，特定のパターンを示す状態である．一般的に下肢の病的共同運動パターンは股関節屈曲（外転・外旋），膝関節屈曲，足関節背屈，足趾伸展の屈筋共同運動と，股関節伸展（内転・内旋），膝関節伸展，足関節底屈に足趾の屈曲となる．

1つ目の判定項目は，直立位で荷重されていない下肢の膝関節だけを屈曲させることができる分離能を見ることである．一側の下腿の重量はおおよそ体重の 1/20 であるため，60 kg の患者であれば 3 kg 程度になるが，股関節屈曲や外転といった病的共同運動を伴わず，重力に逆らって動かせる能力である．姿位と重力の影響を考慮して，うつ伏せで膝関節屈曲運動を行うトレーニングは段階的な負荷を計画するには妥当である．この際，尻上がりや股関節を外旋・外転させて膝関節屈曲運動をする場合は，立位での病的共同運動の出現を

十分警戒する必要があるということを意味する．2つ目は立位で足を少し前に踏み出し，踵を軸にして膝関節伸展位のままで足関節の背屈運動ができる能力を見る．この運動も，重力に逆らった姿勢で足関節背屈をするにあたり，股関節も膝関節も病的共同運動を伴わないで行えるかを見ている．膝関節の屈曲も足関節の背屈も，歩行に必要な重要な要素である．患者が何かに触れれば安定性が高まって分離が可能である，といった固定の情報も治療プログラムに反映する重要な要素である．

中等症に対する判定と治療のポイント

中等症は stage 3～4 の段階を指す．stage 3 は**病的共同運動の支配**の状態である．代表的な症状は，端座位で足を持ち上げる際に股関節が屈曲外転外旋位をとる様子だろう．これは，股関節屈曲が十分できないため，骨盤後傾と非麻痺側殿部への体重移動に加え麻痺側股関節内転筋が加わり脚を持ち上げることによる．分離運動を視野にトレーニングを行う場合は，座面を高めてタオルなども使用して坐骨での座位を意識させたり，鏡を見ながら下肢挙上運動を行わせるなどの刺激入力に工夫が必要になる．課題は簡単でかつ条件を少なくすることが望ましい．思うように動かないため患者が混乱する場合は，姿勢を変えて重力の影響に配慮することを忘れてはならない．その際，臥位では視覚からの情報が取り込めないことを忘れず，鏡の配置などを意識することが重要である．歩行でも同様に，股関節内転筋を使って下肢を振り出す患者が多い．股関節内転筋を使って振り出し，踵接地後の荷重に備えて大腿四頭筋が側方動揺を担う．股関節屈曲・外転・外旋の共同運動パターンは効率も安定性も高いため，必ずしも否定するものではないが，運動療法としての分離能を高める意識と，日常生活での歩行を区別させる説明が大切になる．時に歩幅を小さくした歩行や，メトロノームを利用した左右の荷重時間の差の理解など，正常な動作のフィードバックを適宜入力する必要がある．

Stage 4 の判定項目は，座位で膝関節を曲げる

運動と，足部を床に置いたままで足関節底背屈運動ができる状態である．**姿勢保持への筋の参加を少なくした座位姿位での遠位の関節運動の分離能**を見ている．膝関節屈曲運動は足を床に滑らせてよい．座位で足関節背屈が踵をついて行う点から，下肢全体を見て股関節の参加を伴わせず，stage 5 と違い重力をある程度免除していることがわかる．膝関節屈曲と足関節背屈という同じ動作を stage 4 と 5 で見ており，座位や臥位で行う運動課題の方が分離能を促進しやすいことも同時に示している．それだけ重力に逆らう立位は共同運動との相性が良くないことになる．先にも述べた通り，背臥位や腹臥位では，関節運動が見にくいためフィードバックに配慮が必要である．いたずらに複数の課題で構成することは避けなければならない．筆者は麻痺側下肢への荷重率を 1 つの指標とすることが多い．例えば平行棒で麻痺側の膝関節を屈曲し下腿で椅子を支持させて体重負荷する練習は，膝関節と足関節の制御を免除し，股関節のみでの荷重学習を行わせることが可能である．荷重率は麻痺の重症度と相関関係にあるため，患者が調整せざるを得ない関節の参加を少なくする練習は学習効果も高い．

重症に対する治療

Stage 2 および 1 は**筋活動と関節運動の発現の有無を問う水準**であり，運動が見られても**必要十分な動作を作ることができない状態**でもある．随意的な収縮がない状態，もしくは連合反応としての麻痺筋の運動が見られる段階を指す．歩行は主に非麻痺側での遂行に偏り，必然的に麻痺肢の歩行への貢献度が低下する．中等症で分離を目指すのに対して，関節を動かすことが難しい重症例では，膝折れや足部のクリアランスについて物理的外力である装具を用いて固定性や支持性を補うことも検討する．注意すべきは運動麻痺と感覚麻痺の関係性にあり，感覚麻痺の程度如何で麻痺側下肢への荷重の程度が大きく変化することを確認しなければならない．運動麻痺が重度であっても感覚入力が良ければ，麻痺側下肢への荷重練習は期待できる．麻痺側下肢への荷重に恐怖に感じる患者は多いため，患者任せに荷重する学習を組み立ててしまうと，麻痺側荷重は常に膝折れをはじめとしたバランス不良による転倒を警戒して荷重量を探る探索的なタイミングとり前提での動作を覚えてしまう．**Tilt Table** を用いた麻痺側荷重練習は，全身の位置関係を理解できるように正面に全身鏡を置いた環境設定を作り，少しずつより正しいフィードバックを行うことが望ましい．立位での練習を軸として，体重心の前後左右への sway，足の位置を半歩程度ずらした状態で行う前後方向への体重心移動など，単純な運動や動作から組み立て，患者の理解を得るようにする．早期の歩行獲得には麻痺を発症する前の感覚も重要な情報である．**Body weight support treadmill（BWST）のように体重免荷型の機器の利用も立位から開始**し，患者の理解しやすい歩行における課題から組み立てるのも良い．

歩行再建に有益な理学療法を考える

重症になればなるほど自動化を形成することは難しくなる．まず，必要な運動を選択し，明確な課題（knowledge results；KR）を設定する．ある程度の期間で変化している分離能を取り出す．そして重症度に応じて，分離と未分離のレベルの課題，共同運動から分離させるレベルの課題，望ましい共同運動を引き出す課題などを選ぶ．患者の理解は，非麻痺側で反復させることで確認する．反復練習の回数や頻度設定，可不可にも十分注意して設定する．障害受容が未達の段階では，目的を達成することばかりを優先することは望ましくない．習熟にはある程度の時間が必要である[3]．理学療法士がしっかり正しい運動を伝えることが，最大限正しい運動，動作の習得につながる．特に歩行は，片脚立位での骨盤の挙上した状態での下肢の懸垂や踵接地と膝のコントロール，膝関節軽度屈曲位での股関節の円滑な伸展運動，それに伴う体重心の円滑な前方への移動と姿勢保持など，健常成人であれば無意識で行われている運動を生まれて初めて制御する患者を理解することが

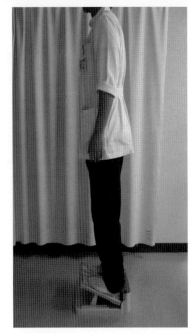

図 2. Standing on slant board training（SST）

重要である．患者への注文は多くなりがちであるため，常に最小の条件を選択することから始める．以下に，筆者が行う頻度の高い理学療法を取り上げ解説する．

1. 荷重練習

半身麻痺は，麻痺側への荷重を困難にする大きな要因である．立ち上がりの段階から非麻痺側脚優位の立ち上がりを行っている患者は多い[4)5)]．多くの患者で麻痺側への荷重率は転倒歴や時間の経過とともに次第に減少[6)]，非麻痺側荷重優位になる．我々は，立ち上がりの左右均等荷重を鏡や荷重量計，足圧計などを用いてフィードバックを繰り返す．時にランドマークを体に貼り習得しやすいように配慮している．当然，過剰な麻痺側への体重移動は異常運動を誘発することもあるため，反応についても患者に伝え，何が良くて何が悪いのかを理解させることが重要である．座位保持の姿勢でも非麻痺へ傾いて座る意識が定着している患者は多い．**左右均等に荷重して座る**ことは基本となるトレーニングであり，両手を組んで上肢を前方にウエイトし，頭部を下げて殿部を浮かせるようにしてできるだけ体重を均等にかけて離殿させるが，前足部への荷重は足関節の背屈制動が減少している患者では膝折れを誘発しやすく，多く

の患者が体重心を下腿の長軸上から逸脱することを警戒する．重症度に応じた課題設定が望まれ，むやみに装具を外して練習することは不良な動作習得につながるため注意が必要である．

2. Standing on slant board training；SST

SST（**図 2**）は，筆者が研究してる理学療法手法である[7)]．ストレッチボードのようなつま先が上がる斜面板の上に一定時間直立位で立位を保つことで，その後の平地での立位[8)~13)]や歩行[14)]において体重心が前方へ変位，そのまま保たれるという効果が期待できる．片麻痺患者に対して1か月トレーニングをしたことで10 m 歩行速度や"timed up and go" test（TUG）が短縮したことも報告している[15)]．体重心の後方偏位は多くの患者の問題として挙げられており，中等症から軽症例で立位保持が可能な症例に対し，様々な動作や歩行練習を行う前のプレコンディショニングとして提案できる．体重心が自然に前方へ偏位した状態で歩行練習することが可能であれば，余分な緊張を含めないため上肢の懸垂や体幹の回旋を促すことが期待できる．

3. 関節可動域の拡大―ストレッチング

痙縮の軽減は関節可動域拡大により期待できる．中等症から重症の患者は自身のセルフケアが難しい症例が多い．足部の痙縮が高い症例や，逆に低緊張で足部が不安定な症例もあり，随意性が伴わないことにより関節運動が少なくなるため，不活動による筋線維の短縮が日々進む．生活に必要な関節可動域を簡単に言い表すことは難しいが，歩行であれば健常者の標準的な足関節可動範囲は背屈が10°，底屈は20°程度必要である．ストレッチングは，筋の長さの違いで調整が必要で，下腿三頭筋については2分程度連続して静的持続ストレッチングをする必要性が報告されている[16)]．20秒や30秒の持続伸張だけでは，伸張効果は得られない．後脛骨筋の短縮が強い症例も含めてボツリヌス治療などの併用も視野に入れるが，理学療法でどの程度の効果が出せるか，ボツリヌストキシンによる作用をどの程度見込むかなど，医師との情報共有が必須となる．十分な関節

可動域を保つことは動作や歩行，ADL 獲得に大きく影響するため，日々の自主トレーニングに落とし込むように患者の能力や家庭環境と相談してプランニングするのが望ましい．

おわりに

　患者が選択するトレーニングが必ずしも良い効果をもたらすとは限らない．ゴルフはメンタルのスポーツと言われるが，アマチュアがフルスイングすると右に左にと曲がってしまうものである．生まれてはじめて自分の体を命令しながら動かすことになる麻痺患者にとって，どれが正解でどれが間違っているかがわからない状態である．常に最大限の効果を出すことは，過酷な要求かもしれない．発症して間もない患者であればなおのこと，コツコツ練習場に通うのと同じように，患者の精神的な不安を一緒に整理しながら，前向きに取り組む意識を持たせられることにつながるプログラム立案が必要である．

文　献

1) Inman VT, et al：Human Walking. 154, Baltimore, Williams & Wilkins, 1981.

2) 中山恭秀：Brunnstrom Recovery Stage. 中山恭秀編，Crosslink 理学療法学テキスト理学療法評価学，351，メジカルビュー，2022.

3) Kottke FJ, et al：Therapeutic exercise to develop neuromuscular coordination. WB Saunders, Kruzen's Handbook of Physical Medicine and Rehabilitation 4th ed, 234-269, Delphialphia, 1990.

4) Galli MC, et al：Quantitative analysis of sit to stand movement—Experimental set-up definition and application to healthy and hemiplegic adults. *Gait Posture*, **28**(1)：80-85, 2008.

5) Roy G, et al：Side difference in the hip and knee joint moments during sit-to-stand and stand-to-sit tasks in individuals with hemiparesis. *Clin Biomech*, **22**(7)：795-804, 2007.

6) Cheng PT, et al：The sit-to-stand movement in stroke patients and its correlation with falling. *Arch Phys Med Rehabil*, **79**(9)：1043-1046, 1998.
　Summary　33 名の片麻痺患者を対象に立ち上がり動作の足底圧を計測し，転倒歴のある患者の圧中心が非麻痺側へ偏位し動作速度も低下していることを示している．

7) 中山恭秀：後方重心の患者に対して前方への推進力を促したいケース．市橋則明編，理学療法プログラムデザインⅣ運動器【上肢・体幹】・高齢者編，354-356，文光堂，2022.

8) 中山恭秀ほか：斜面板上における立位姿勢保持がその後の平地上での足圧中心位置に及ぼす影響．理療科，**23**(5)：589-592, 2008.
　Summary　本稿で取り上げた SST の原典で，健常若年群と健常壮年群と同年代の片麻痺患者群で体重心偏位量を計測し片麻痺患者は有意に前方へ偏位することを示した．

9) 中山恭秀ほか：斜面板上における立位姿勢保持がその後の平地上における重心動揺に及ぼす影響—健常成人及び片麻痺患者による比較．理療科，**23**(5)：585-588, 2008.

10) 中山恭秀ほか：斜面板上における立位姿勢保持が直後の平地上における最大重心移動域に及ぼす影響．理療科，**24**(3)：387-390, 2009.

11) 中山恭秀ほか：斜面板上立位姿勢保持が及ぼす姿勢調節方略への影響—筋電図学的解析．理療科，**24**(6)：817-820, 2009.

12) 中山恭秀ほか：斜面板上立位姿勢保持における背面への寄りかかりの有無による筋活動の違い．リハ連携科，**12**(2)：108-112, 2011.

13) 中山恭秀ほか：斜面板上における立位姿勢保持がその後の平地上における足圧中心位置に及ぼす影響—single case design による分析．リハ連携科，**9**(2)：112-115, 2008.

14) 中山恭秀ほか：片麻痺患者に対する NEURO と斜面板上立位保持トレーニングを組み合わせた治療効果 1 症例によるパイロットスタディ．日スティミュレーションセラピー会誌，**2**(1)：81-87, 2021.

15) Nakayama Y, et al：Effect of home-based training using a slant board with dorsiflexed ankles on walking function in post-stroke hemiparetic patients. *J Phys Ther Sci*, **28**(8)：2353-2357, 2016.

16) Nakamura M, et al：Time course of changes in passive properties of the gastrocnemius muscle-tendon unit during 5 min of static stretching. *Man Ther*, **18**(3)：211-215, 2013.
　Summary　腓腹筋に対する 5 分間の静的ストレッチの受動的特性の変化の時間経過を調査し 2 分以上で効果があることを報告している．

運動器臨床解剖学

― チーム秋田の「メゾ解剖学」基本講座 ―

好評

| 編集 | 東京医科歯科大学
秋田恵一　二村昭元 | 2020年5月発行　B5判　186頁
定価5,940円（本体5,400円＋税） |

マクロよりも詳しく、ミクロよりもわかりやすく！
「関節鏡視下手術時代に必要なメゾ（中間の）解剖学」

肩、肘、手、股、膝、足を中心に、今までの解剖学の「通説」を覆す新しい知見をまとめた本書。
解剖学を学ぶ方のみならず、運動器を扱うすべての方必読です!!

目次

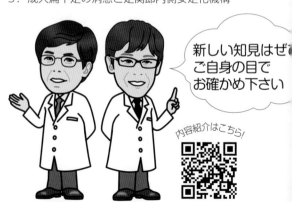

新しい知見はぜ
ご自身の目で
お確かめ下さい

内容紹介はこちら!

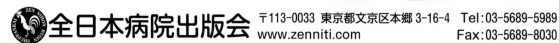

全日本病院出版会　〒113-0033 東京都文京区本郷3-16-4　Tel:03-5689-5989
www.zenniti.com　Fax:03-5689-8030

MB Med Reha **No.282**：**43-52**, 2022

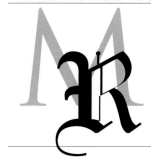

特集／脳血管障害の片麻痺患者へのリハビリテーション治療マニュアル

上肢麻痺の重症度に合わせた作業療法

濱口豊太*

Abstract　脳卒中による運動麻痺は，重症であるほど回復量が小さく，ADL で機能的に用いることが困難となり，不使用の手となりやすい．しかし，急性期から回復期までに積極的に行われている機能回復練習は，反復経頭蓋磁気刺激(rTMS)に代表される neuro-modulation を促通できる治療法によって維持期までカバーされるに至った．
　麻痺の回復量に合わせた ADL 練習は使用依存的可塑性(UDP)の原理に基づいて行われ，その練習計画に工夫が凝らされている．分離運動を促す自動・介助運動手技は伝統的に行われてきたが，これに反復練習の運動回数と時間が推計され，練習計画の参考とされている．
　他方，ADL で手を使うレパートリーの変更練習は，重症度の回復に合わせて手の機能を高める運動療法と併用されるが，その計画は未だ科学的裏付けを得られていない．現在は rTMS やボツリヌス毒素療法のように中枢と末梢から同時に麻痺の回復を促しつつ，運動療法と作業療法が後続として回復に貢献しているが，練習法はさらに患者の重症度に照合して最適化する方略の開発を要する．

Key words　片麻痺(hemiparesis)，作業療法(occupational therapy)，上肢運動療法(exercise for paretic upper extremity)，使用依存的可塑性(use-dependent plasticity)，麻痺側上肢機能回復(recovery of upper extremity function)

はじめに

　急性期から回復期に生じる運動麻痺の自然回復を促し，回復量に合わせた能動的な ADL を患者が実行できるように手を使う練習が伝統的に行われてきた．しかし，発症から 180 日を超えて麻痺の回復がほとんどなくなった中等度から重度の片麻痺患者では，ADL で手を機能的に使うことができず，不使用の手となる．1990 年代以降は使用依存的可塑性が実証され，さらに経頭蓋磁気刺激装置の開発に伴って neuromodulation に基づく治療が上肢運動療法と作業療法を改訂させた．伝統的な運動療法はその科学的基盤が明らかにされ，作業療法では運動学習と ADL での手の使用レパートリー拡張への挑戦が遅ればせながら進んでいる．

上肢麻痺の重症度分類

1．重症度判定に用いられる評価

　脳卒中を原因とする上肢麻痺の重症度は，Brunnstrom の回復段階[1]が簡便で日本では広く用いられている．定量的な評価法には Fugl-Meyer assessment(FMA)[2]と action research arm test(ARAT)[3]がある．重症度を判断する目安として，Brunnstrom の stage がよく用いられる理由の 1 つには，弛緩麻痺から共同運動，分離運動への質的変化が表現でき，治療の方向性を指し示すことができる点があった．

*　Toyohiro HAMAGUCHI，〒 343-8540　埼玉県越谷市三野宮 820 番地　埼玉県立大学大学院保健医療福祉学研究科，教授

FMA と ARAT は，それぞれ麻痺を数値で示す点で Brunnstrom の stage よりも高い分解能を有し，治療法の効果判定には有用である．しかし，細分化された検査項目により得点はノンパラメトリックに定められており，各々の動作が，できる・できないといった判定で，治療者は得点を見ただけでは練習をどう組み立てれば良いかのアイデアへ結びつきにくいことがある．例えば，FMA の上肢機能は関節運動別に Part A：肘・肩・前腕，Part B：手関節，Part C：手指，Part D：協調運動と速さがあり，それぞれの得点の合計から重症度を判別できるが，どの運動要素を練習すべきかの指針は治療者の判断によることがほとんどだろう．

2．重症度別の麻痺回復

運動麻痺の重症度は古くから調査により回復が推定され，軽症は素早く回復し，重症者は麻痺のない状態まで回復することは困難であった[4)5)]．ARAT の得点層別に回復の期待は，No(0〜10)，Poor(11〜21)，Limited(22〜42)，Notable(43〜54)，Full(55〜57)と計算され，FMA 上肢も同様に回復量が示されている[2)]．このような麻痺の機能回復機序から，回復促進のための運動療法と，機能が改善することを見込んで ADL 練習が行われている．

重症かつ回復期を過ぎた患者には，生活上，代償運動として非麻痺側の使用を促すこともある．運動麻痺により不使用の手となる一方[6)]，neuroplasticity，use-dependent plasticity(UDP)の原理に基づき，非侵襲的脳刺激後に上肢運動療法を含む作業療法が実施されると，維持期の患者においても顕著な機能回復が得られる[7)〜10)]．

非侵襲的脳刺激後の運動療法や作業療法が麻痺を回復させることは確かであるが，UDP が作用するにはある程度の能動性を要する．Constraint induced movement therapy(CI 療法)が中等度から軽症の患者に奏効することは，手の使用頻度が回復の要と言える．麻痺が重度の場合，他動的に反復促通運動を実施すること[11)]やロボットによる

関節運動アシスト[12)]で回復が得られることも UDP の法則に従っている．さらに，関節運動のアシスト量は，重度の患者には多く，中等度には少ない方が麻痺の回復度が高い[12)]．麻痺のある上肢には，重症度に応じて運動介助が行われ，患者が能動的に運動に参加できるように内的・外的刺激が調整される．

上肢麻痺の作業療法

1．重症度別の作業療法

上肢麻痺のある患者の目標の1つは，麻痺側を使用した ADL の再獲得である．作業療法では目的とする動作の再獲得に向けて，患者の運動機能を補完するために，非麻痺側を用いた代償的な動作方法の提案や福祉用具，支援技術を適用させることがある[13)14)]．ただし，運動機能を向上させることにより患者が望む生活動作を獲得できる可能性が高くなる場合もある．そのため，上肢運動療法は ADL 練習とセットである．

麻痺の回復予測に重要なバイオマーカーの1つには，分離運動として指の伸展と，肘関節伸展位で肩の外転ができるかが指標とされている[15)]．この基準を片麻痺上肢の重症度を FMA-UE で得点化した場合，検査に用いられる運動課題の可否で課題の難易度を示された調査[16)〜18)]に照合してみる(図1)．例えば，患者が手指伸展をできた場合，それよりも低い運動課題も大抵はできるだろうと推定できる．つまり図1は患者が可能な運動から，練習すべき上肢運動と ADL で利用できそうな運動とを判別するのに役立つ．

肩・肘の分離運動が不十分な重度の患者では，他動運動により運動療法が用手的に行われる(図2)．目的は筋緊張を減弱させ伸張性の改善を図る骨格筋の持続伸張や，関節可動域の維持・拡大である．重度の麻痺手では目的動作を遂行することが困難なため，辛うじて補助的に用いるか，麻痺のない片手での動作練習が実施される．

手指の伸展がわずかに可能となった中等度以上では，自動運動のアシストに加え，徐々に能動す

難しい ↑

Woodbury ML：*Arch Phys Med Rehabil*, 2008.

B: 手関節の回旋
C: 鉤握り
A: 肘伸展位で肩の屈曲180° まで
C: 球握り
C: 側面把持
B: 肘伸展位 (0°) で手関節の屈曲 / 伸展
A: 肘伸展位 (0°) で前腕の回内 / 回外
B: 肘伸展位 (0°) で手関節の安定性
D: 運動の速さ
A: 前腕の回外
A: 肘伸展位で肩の外転90° まで
D: 測定障害
A: 肩の外旋
B: 肘屈曲位 (90°) で手関節の安定性
B: 肘屈曲位 (90°)で手関節の屈曲 / 伸展
C: 手掌把持
A: 肩甲骨の内転
A: 肘屈曲位 (90°) で前腕の回内 / 回外
A: 肘伸展位で肩の屈曲90° まで
A: 手を腰椎へ回す
A: 肩の外転
A: 肘の伸展
A: 前腕回内
D: 振戦
C: 筒握り
C: 手指の集団伸展
A: 肩甲骨の挙上
C: 手指の集団屈曲
A: 肩の内転 / 内旋
A: 肘の屈曲

Hijikata N：*Front Neurol*, 2020.

D: 運動の速さ
B: 手関節の回旋
C: 側面把持
D: 振戦
A: 肘の伸展位 (0°) で前腕の回内 / 回外
D: 測定障害
A: 肘屈曲位 (90°) で前腕の回内 / 回外
C: 手掌把持
B: 肘屈曲位 (90°)で手関節の屈曲 / 伸展
B: 肘伸展位 (0°) で手関節の屈曲 / 伸展
A: 肘伸展位で肩の屈曲180° まで
A: 前腕回内
A: 球握り
C: 手指の集団伸展
A: 前腕の回外
B: 肘屈曲位 (90°) で手関節の安定性
B: 肘伸展位 (0°) で手関節の安定性
A: 肘伸展位で肩の外転90° まで
A: 手を腰椎へ回す
A: 肘伸展位で肩の屈曲90° まで
C: 筒握り
A: 肩の外旋
A: 肘の伸展
A: 肩甲骨の挙上
A: 肩甲骨の内転
A: 肩の外転
A: 肩の内転 / 内旋

Tauchi N：*Top stroke Rehabil*, 2021.

D: 運動の速さ
B: 手関節の回旋
A: 肘伸展位で肩の屈曲180° まで
D: 測定障害
D: 振戦
A: 肘の伸展位 (0°) で前腕の回内 / 回外
B: 肘伸展位 (0°) で手関節の屈曲 / 伸展
C: 側面把持
C: 手掌把持
A: 肘伸展位で肩の屈曲90° まで
B: 肘屈曲位 (90°)で手関節の屈曲 / 伸展
C: 筒握り
C: 鉤握り
B: 肘伸展位 (0°) で手関節の安定性
A: 肩の外旋
A: 肘屈曲位 (90°) で前腕の回内 / 回外
A: 肩の外転
A: 肘伸展位で肩の外転90° まで
A: 肩甲骨の内転
A: 前腕の回外
C: 手指の集団伸展
C: 球握り
B: 肘屈曲位 (90°) で手関節の安定性
A: 肩甲骨の挙上
C: 手指の集団屈曲
A: 手を腰椎へ回す
A: 肘の伸展
A: 肩の内転 / 内旋
A: 前腕回内
A: 肘の屈曲

易しい ↓

図 1. FMA 上肢の評価項目の難易度を調査した 3 つの研究結果

A〜D は Part に分けられた運動課題．A：肩・肘・前腕，B：手関節，C：手指，D：巧緻性と速さ．患者の重症度と病期ならびに測定方法が若干異なるが，手関節の回旋運動が難しく，肘伸展位での手関節屈曲は中間付近で，肩関節内転は易しい運動であることがわかる．Woodbury のデータは「手指の集団伸展」の時に手関節屈曲によるテノデーシスアクションを許しているので，他の調査よりも容易な運動に位置している．

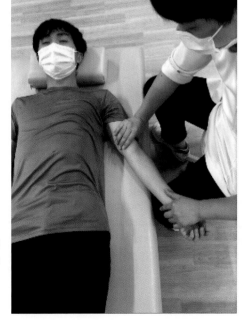

図 2.
重度麻痺患者における左上肢の運動療法例
患者は背臥位で筋緊張が高い場合には極力緊張を高めないようにし，上腕二頭筋の伸張性を改善するために持続伸張，あるいは関節可動域の拡大を目的とした ROM 練習が行われる．

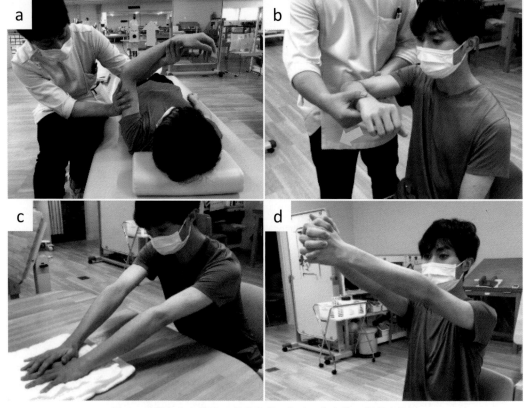

図 3. 重度から中等度の麻痺患者における左上肢の運動療法例
a：患者は背臥位で肘伸展を介助されながら随意運動を行う．
b：座位で肘伸展の自動・介助運動が行われ，肩と肘の分離運動を促す．
c：肘を伸展し，肩の屈曲をテーブル面上で自動運動で反復する．
d：肘を伸展し，肩を 90° 以上屈曲する分離運動の反復練習

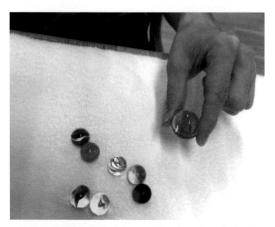

図 4. 軽度の麻痺患者における左手指の作業療法例
母指と示指で小物をつまみ，分離運動を促す．

る範囲を拡大させる練習が用意される．手指の分離運動を促通するための運動介助のほか，屈筋共同運動を増悪させないように骨格筋の持続伸張と，能動性を高めるために自動運動での作業を実施する（**図 3**）．

軽度麻痺では手指と手関節，手関節と前腕の分離運動ができるため，小物を把持して操作する練習が行われる（**図 4**）．手指の屈曲が連続して行われると，痙縮とともに屈筋共同運動が増強する現象がみられるため，筋緊張を緩和するストレッチや能動的な手指伸展運動を実施する．

2．目標設定の意義

行動目標を設定することは，目標達成への患者の意欲を賦活させ，具体的な行動を発現させることに役立つ．患者が自らの目標を認識する潜在的な効果として，患者の歩行練習中に，PT から歩

対数モデル予測	$f(t) = \alpha + \beta \ln t$ Goodwin et al, 2003.
対数予測の拡張	$f(i) = s_1 + \dfrac{(s_2 - s_1)}{\ln(\frac{t_2}{t_1})} \ln(\frac{t_i}{t_1})$ Koyama et al, 2005.
自然回復量	$\Delta \text{FMA} - \text{UE}_{predicted} = 0.7(66 - \text{FMA} - \text{UE}_{initial}) + 0.4$ Prabhakaran et al, 2008.
機能回復の推定	The Predict Recovery Potential (PREP2) algorithm (Decision Tree: 年齢, MEP, 肩関節外転, 指伸展, NIHSS) Stinear et al, 2017.

図 5. 上肢における運動麻痺回復の予測式

行速度に関する毎日の言語フィードバックを行うと，成績が向上するという報告がある[19]．上肢運動療法でも同様に，脳卒中後の軽度運動障害者では，リーチ動作に対する自己効力感が高い患者ほど上肢運動機能が回復することが報告されている[20]．画面指示に従って上肢を運動させる virtual reality のリハビリテーションシステムを用いた脳卒中上肢麻痺回復のトライアルでは，患者のパフォーマンスに対するフィードバックと金銭的報酬が与えられ，回復効果が異なることが調査されている[21]．患者が日々のトライアルの中で目標としてPTやOTからフィードバックされたことは，それ自体が患者のモチベーションの強化刺激となっており，練習時間ならびにそれ以外でも患者が四肢を注意して動かすことが麻痺の回復を促していると推測される．

　長期的な目標設定は，患者が予後を想像しながら練習を継続するために重要である．患者が練習を持続した後に得られる麻痺の回復という報酬が予測できれば，モチベーションを保って目標に到達する行動が得られやすい．脳卒中後12か月の手の運動機能は，上肢運動機能と活動量を患者が予測して自己認識していると，そうでない患者よりも FMA と ARAT の回復量が大きいとされている[22]．

　患者にとっては日々のポジティブ・フィードバックは内的動機付けとなり即時効果があれば練習意欲を高められる．一方，長期的な目標は練習期間の後に発生する遅延報酬（delayed reward）に結びついていることから，即時効果が少ない練習を継続した後に得られる報酬としての機能回復を患者に説明することは重要である．

3．上肢麻痺の予後推定

　患者に作業療法を実施する前に，どの程度の回復が見込めるかを説明するには，過去の治療成績を用いた回復量の推定を要する．運動麻痺の回復量はこれまでに多くの片麻痺機能の予測式が開発されてきた（図5）．Goodwin らは上肢麻痺の回復割合が，時間を独立変数とした「自然対数」に「2時点の傾き」を乗じ，初期値を加算するという対数関数にフィットさせる回復予測式を検証した[23]．Koyama らは，任意の2時点の FMA 値と時期から回復予測値を計算し，予測式の拡張に成功した[24]．Prabhakaran らは，発症時の FMA 上肢値を用いて，自然回復量は初期値の約70%であることを明らかにした[25]．また，Stinear らは rTMS による回復可能性のアルゴリズムについて，年齢，motor evoked potential（MEP）の存在，肩関節外転，手指伸展，national institutes of health stroke scale（NIHSS）重症度の得点で場合分けして予測できるとしている[26]．Abo らは Koyama らの予測式を用いて経頭蓋磁気刺激（repetitive transcranial magnetic stimulation；rTMS）後に集中的作業療法を実施する NEURO® の治療前後2点から

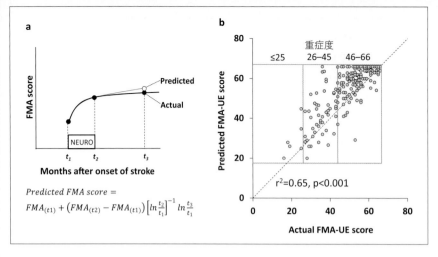

$Predicted\ FMA\ score =$
$FMA_{(t1)} + \left(FMA_{(t2)} - FMA_{(t1)}\right)\left[ln\frac{t_2}{t_1}\right]^{-1} ln\frac{t_3}{t_1}$

図 6.
NEURO® 後の FMA 上肢の予測値と実測値
　a：Koyama らの予測モデルに NEURO® の結果を代入.
　b：予測式から得た推定値と実測値のプロット
（文献 27 より引用改変）

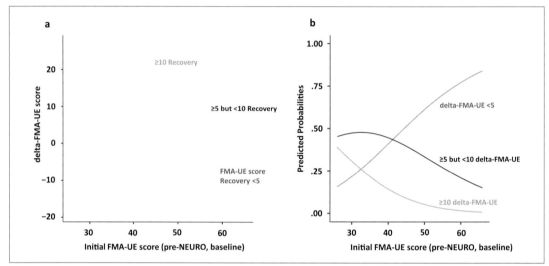

図 7. 重症度別にみた rTMS と OT による FMA 上肢値の変化量
a：NEURO® によって変化した FMA 上肢値のプロット
b：相対累積度数を用いて治療前の FMA 上肢値から期待できる出現率を描出した. 青は 5 点未満, グレーは 5 点から 10 点未満, 黄色は 10 点以上回復した者を示す.

（文献 28 より引用改変）

治療後 1 か月の FMA 上肢値を推測した時, 決定率 65% であったと報告している[27]（**図 6**）.

上肢麻痺の回復値は予測モデルには統計的に適合するが, 重症度別にみると, 回復量は異なって見える. すなわち, 重症度により麻痺の回復量を推定することも重要である. **図 7** に NEURO® 治療前の運動麻痺の重症度別に回復量の発現確率を計算した研究結果を示す[28]. NEURO® 治療前後の FMA 上肢値の回復量が, 4 点以内に収まる non-responder, 5 点以上 10 点未満の responder, 10 点以上の hyper-responder の 3 群に分けて, 治療前の FMA 値を独立変数とした多項ロジスティック回帰分析を用いて期待できる出現確率が計算された. このような分析によって得られた値を用いれば, 例えば, 治療前の運動麻痺が重度の場合, ① 治療後には約 25% 以上の患者は 10 点以上回復すること, ② 約 50% の患者は 5〜9 点回復すること, ③ 残念ながら 25% の患者はあまり改善を示さないことが推定できる. また, 治療前に 40 点以上の者は回復可能な得点に天井効果（ceiling effect）があり 4 点以上の回復が得にくいことがわかる.

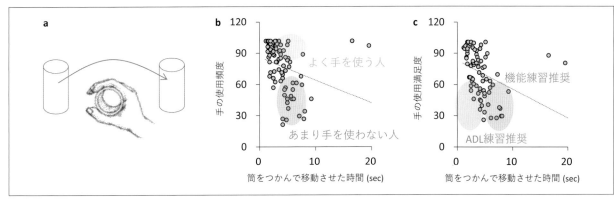

図 8. 小物を操作する時間から手の使用状況を推定して練習を計画する.
a：筒を手指でつかみ，移動する時間を計る検査.
b：縦軸が ADL で手を使う割合，横軸は筒を操作した時間．同じ運動時間帯の患者でも，
手をよく使う患者とあまり使っていない患者がいることがわかる．そのため，運動時間
が同じ帯域の患者で手をあまり使わない人には，ADL での手の使い方を指導する.
c：縦軸が手の使用満足度を示す．満足度が低い患者のうち，筒の操作時間が短い場合は
運動機能が高いため，ADL での手の使用方法を指導する．また，運動時間が短く機能が
低い患者には，機能練習を推奨する.

（文献 34 より引用改変）

ただし，開発された予測式は自然回復や交絡因子などを含む要因が影響しているため，その予測式開発の際に対象になった患者群の特徴と治療法に個別の患者が適合していること，さらに作業療法を含む治療法が文献上の方法に従って実施されることなど，限られた条件でのみ通用する．患者の上肢麻痺の予後を推測し，リハビリテーションの目標を治療前や治療中に患者へ説明するために用いる時は，研究で解析されたデータが確率論として得られた値であることに留意したい．予後について，患者に伝える結果回付の際には FMA や ARAT による「回復・非回復のスコア」と the Jikei assessment scale for motor impairment in daily living（JASMID）のような「生活上のスコア」について，十分に理解させることが重要である.

4. 練習量

片麻痺上肢が臨床的に意義のある回復量まで変化するには，1 日 30〜40 分×週に 3〜5 回×2〜6 週間の練習時間を要する[29]．rTMS 後に行われる作業療法は 2 週間入院中において 20 時間以上の練習時間が費やされる[7]．回復に要する上肢の運動回数は 1 回のセッションにつき少なくとも 420 回と推計されている[30]．重度の麻痺では機械的な運動で約 30,000 回の肘屈伸で FMA-UE は 8 点の利得がある[31]．これらの上肢運動量は，患者の有意な回復量を達成する目安である．また，運動機能は不変でも，患者が麻痺側上肢を日常的によく使うようになるには，60 時間の練習を要する[32].

単純な反復運動でこれらの運動量と練習時間を満たすことは，患者の辛抱強い努力を要するだろう．そのため，練習の目的を ADL に示し，動作 1 つにでも目標を立て，あるいはゲームの要素が患者の興味を充足させて練習するなどの工夫が行われる[21]．麻痺の回復には，① 患者の能動性，② 分離運動を促す適切な関節運動方向，③ 運動回数と負荷が要因と推察される.

練習中の小さな報酬も患者の回復に役立つ．例えば，脳卒中後の指の運動機能を改善するために，視覚運動フィードバックを伴う運動タスクとして，患者が画面上に掲示され変化するターゲットと同等の筋力を発揮し続け，変化パターンを一致させる視覚運動追跡タスクがある．視覚運動追跡タスクは，フィードバックなしの単純な指の屈曲／伸展タスクに比べ，運動関連皮質電位（movement-related cortical potentials；MRCPs）の振幅が大幅に強化される[33]．運動開始前の MRCPs 振幅の増大は，視覚的フィードバックを使用した手動運動の制御が，運動計画から実行までの準備段

階に作用すると目されている．視覚運動追跡タスクは脳卒中における UDP の効率的な誘導を示唆し，短い運動介入として効果が期待できる．

5．ADL 練習の判断基準

手の機能と ADL での手の使用状況を線型モデルで予測した研究では，手の機能が高くても ADL で使っていない患者や，逆に手の機能が低くても ADL でよく手を使う患者がいることがわかっている[34]．この予測モデルは機能練習をするか ADL での使い方を指導するかの判断に利用できる（**図 8**）．

ADL 練習は上肢運動が連続複合しており，麻痺の状態から利用する関節運動を抽出し，運動課題を設定する．しかし，個々の関節運動を統合して回復パターンをサマリー化し，練習プロトコルを標準化し，回復目標を数値化することは今後の課題である．特に，分離運動の練習をパターン化し，重症度を層別化して練習方法を組み立てることは，現在検討中である．

上肢運動は生活習慣に取り込まれるまでに約 60 時間の練習を要することから[32]，ADL のレパートリーを習得させることは時間的余裕を持って練習計画を立案する．この時，誤った上肢の使用は回復を妨げることがあり，関節運動の方向と異常筋緊張の解除には十分に配慮する．

おわりに

麻痺のある上肢を ADL で実用させることはリハビリテーションの目標達成の1つである．UDP の原理に基づいて上肢運動練習の重要性が認識され，分離運動を促す反復練習は運動量として計量できるようになってきた．他方，ADL で手を使うレパートリーの変更練習をするか，運動療法を継続して手の機能を高めるかの判断は，未だ科学的裏付けを得られていない．現在は rTMS やボツリヌス毒素療法で neuromodulation を促し，運動療法と作業療法が後続として回復に貢献しているが，練習法はさらに患者の重症度に照合して最適化する方略の開発を要する．

文　献

1) Brunnstrom S：Motor testing procedures in hemiplegia：based on sequential recovery stages. *Phys Ther*, **46**(4)：357-375, 1966.

2) Hoonhorst MH, et al：How Do Fugl-Meyer Arm Motor Scores Relate to Dexterity According to the Action Research Arm Test at 6 Months Poststroke?. *Arch Phys Med Rehabil*, **96**(10)：1845-1849, 2015.

3) Lyle RC：A performance test for assessment of upper limb function in physical rehabilitation treatment and research. *Int J Rehabil Res*, **4**(4)：483-492, 1981.

4) Heller A, et al：Arm function after stroke：measurement and recovery over the first three months. *J Neurol Neurosurg Psychiatry*, **50**(6)：714-719, 1987.

5) Stinear CM, et al：The PREP algorithm predicts potential for upper limb recovery after stroke. *Brain*, **135**(Pt 8)：2527-2535, 2012.

6) Taub E, et al：Improved motor recovery after stroke and massive cortical reorganization following Constraint-Induced Movement therapy. *Phys Med Rehabil Clin N Am*, **14**(1 Suppl)：S77-S91, 2003.

7) Kakuda W, et al：Combination Protocol of Low-Frequency rTMS and Intensive Occupational Therapy for Post-stroke Upper Limb Hemiparesis：a 6-year Experience of More Than 1700 Japanese Patients. *Transl Stroke Res*, **7**(3)：172-179, 2016.

8) Ueda R, et al：Relationship between motor function improvements and white matter structure after low-frequency repetitive transcranial magnetic stimulation plus intensive occupational therapy in chronic subcortical stroke patients. *Neuroreport*, **30**(7)：485-490, 2019.

9) Wanni Arachchige PR, et al：Structural connectivity changes in the motor execution network after stroke rehabilitation. *Restor Neurol Neurosci*, **39**(4)：237-245, 2021.

10) Yamada N, et al：Comparison of the effect and treatment sequence between a 2-week parallel repetitive transcranial magnetic stimulation and rehabilitation and a 2-week rehabilitation-only intervention during a 4-week hospitalization for upper limb paralysis after stroke：An open-label,

crossover observational study. *J Cent Nerv Syst Dis*, **14** : 11795735211072731, 2022.

11) Ohnishi H, et al : Effectiveness of Repetitive Facilitative Exercise Combined with Electrical Stimulation Therapy to Improve Very Severe Paretic Upper Limbs in with Stroke Patients : A Randomized Controlled Trial. *Occup Ther Int*, **2022** : 4847363, 2022.

12) Takebayashi T, et al : Impact of the robotic-assistance level on upper extremity function in stroke patients receiving adjunct robotic rehabilitation : sub-analysis of a randomized clinical trial. *J Neuroeng Rehabil*, **19**(1) : 25, 2022.

13) Legg L, et al : Occupational therapy for patients with problems in personal activities of daily living after stroke : systematic review of randomised trials. *BMJ*, **335**(7626) : 922, 2007.

14) Nam JH, Kim H : How assistive devices affect activities of daily living and cognitive functions of people with brain injury : a meta-analysis. *Disabil Rehabil Assist Technol*, **13**(3) : 305-311, 2018.

15) Lotze M, et al : Cerebral plasticity as the basis for upper limb recovery following brain damage. *Neurosci Biobehav Rev*, **99** : 49-58, 2019.

16) Woodbury ML, et al : Longitudinal stability of the Fugl-Meyer Assessment of the upper extremity. *Arch Phys Med Rehabil*, **89**(8) : 1563-1569, 2008.

17) Hijikata N, et al : Item Difficulty of Fugl-Meyer Assessment for Upper Extremity in Persons With Chronic Stroke With Moderate-to-Severe Upper Limb Impairment. *Front Neurol*, **11** : 577855, 2020.

18) Tauchi Y, et al : Dimensionality and item-difficulty hierarchy of the Fugl-Meyer assessment of the upper extremity among Japanese patients who have experienced stroke. *Top Stroke Rehabil*, **29**(8) : 579-587, 2021.

19) Dobkin BH, et al : International randomized clinical trial, stroke inpatient rehabilitation with reinforcement of walking speed(SIRROWS), improves outcomes. *Neurorehabil Neural Repair*, **24**(3) : 235-242, 2010.

20) Stewart JC, et al : Self-efficacy and Reach Performance in Individuals With Mild Motor Impairment Due to Stroke. *Neurorehabil Neural Repair*, **33**(4) : 319-328, 2019.

21) Widmer M, et al : Does motivation matter in upper-limb rehabilitation after stroke? Armeo-Senso-Reward : study protocol for a randomized controlled trial. *Trials*, **18**(1) : 580, 2017.

22) Ekstrand E, et al : Which clinical and sociodemographic determinants are associated with self-perceived manual ability at one year after stroke? *Disabil Rehabil*, **42**(16) : 2279-2286, 2020.

23) Goodwin N, Sunderland A : Intensive, time-series measurement of upper limb recovery in the subacute phase following stroke. *Clin Rehabil*, **17**(1) : 69-82, 2013.

24) Koyama T, et al : A new method for predicting functional recovery of stroke patients with hemiplegia : logarithmic modelling. *Clin Rehabil*, **19**(7) : 779-789, 2005.

25) Prabhakaran S, et al : Inter-individual variability in the capacity for motor recovery after ischemic stroke. *Neurorehabil Neural Repair*, **22**(1) : 64-71, 2008.

26) Stinear CM, et al : Predicting Recovery Potential for Individual Stroke Patients Increases Rehabilitation Efficiency. *Stroke*, **48**(4) : 1011-1019, 2017.

27) Hamaguchi T, et al : Predicting Recovery of Upper Extremity Motor Function After Stroke According to the NovEl Intervention Using Repetitive Transcranial Magnetic Stimulation and Occupational Therapy : NEURO. *J Stroke Med*, **3**(1) : 14-20, 2020.

28) Hamaguchi T, et al : Prediction of Motor Recovery in the Upper Extremity for Repetitive Transcranial Magnetic Stimulation and Occupational Therapy Goal Setting in Patients With Chronic Stroke : A Retrospective Analysis of Prospectively Collected Data. *Front Neurol*, **11** : 581186, 2020.

29) Cha TH, Hwang HS : Rehabilitation Interventions Combined with Noninvasive Brain Stimulation on Upper Limb Motor Function in Stroke Patients, *Brain Sci*, **12**(8) : 994, 2022.

30) Han CE, et al : Stroke rehabilitation reaches a threshold. *PLoS Comput Biol*, **4**(8) : e1000133, 2008.

31) Zondervan DK, et al : The Resonating Arm Exerciser : design and pilot testing of a mechan-

ically passive rehabilitation device that mimics robotic active assistance. *J Neuroeng Rehabil*, **10**：39, 2013.

32) Winstein C, et al：Dosage Matters. *Stroke*, **50**(7)：1831-1837, 2019.

33) Wasaka T, et al：Visuomotor Tracking Task for Enhancing Activity in Motor Areas of Stroke Pat-ients. *Brain Sci*, **12**(8)：1063, 2022.

34) Tanaka T, et al：Estimation of Motor Impairm-ent and Usage of Upper Extremities during Dai-ly Living Activities in Poststroke Hemiparesis Patients by Observation of Time Required to Accomplish Hand Dexterity Tasks. *Biomed Res Int*, **2019**：9471921, 2019.

MB Med Reha No.282：53-58, 2022

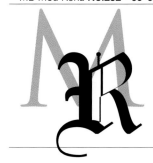

特集／脳血管障害の片麻痺患者へのリハビリテーション治療マニュアル

生活期における運動療法

菊地尚久*

Abstract 脳卒中患者が安定した生活を継続するためには運動療法により転倒を予防することが必要で，筋力強化，持久力強化，バランス能力向上などの方法が有効である．回復期で完全に ADL が自立することは少なく，生活期に ADL が向上する余地は十分にあり，退院後に自宅に戻ることでリハビリテーション治療に対する意欲が向上し，ADL が向上することもある．したがって生活期に ADL に関するリハビリテーション治療を行うことで十分改善効果は期待できる．通所リハビリテーションは介護老人保健施設，病院などの施設で行う，居宅要介護者に対する心身の機能の維持回復を図り，日常生活の自立を助けるための理学療法，作業療法であり，漫然と機能維持を図る施設ではなく，有効な運動療法を提供する施設である．自立訓練のうち機能訓練は障害者に対して障害者支援施設などに通って，理学療法，作業療法などのリハビリテーションを行うもので有効な運動療法の効果を得ることができる．

Key words 片麻痺(hemiplegia)，生活期(community-based phase)，運動療法(therapeutic exercise)，転倒(fall)，日常生活活動(activity of daily living)

脳卒中片麻痺患者では回復期が過ぎ，在宅生活に復帰する生活期にフレイルやサルコペニアに伴い，転倒の頻度が増加する．また社会参加のためにはさらに ADL の介助量を軽減し，自立度を高め，体力を向上させる必要がある．我が国ではこれらの目的で介護保険法では通所リハビリテーションがあり，また総合支援法では自立訓練施設がある．ここでは生活期において転倒や ADL に対するリハビリテーション治療の効果を示すとともに，これらの制度について概説する．

転倒に対する運動療法の効果

脳卒中片麻痺患者の転倒率は高く，中川らの報告によると 1,107 名中 374 名(33.8%)が転倒を経験し，その要因として視覚障害，感覚障害，中枢神経作用薬，移動手段などを挙げている[1]．また Dennis らは大腿骨頚部骨折の発生率は 1 年間で 2.0%，10 年間で 10.6% であり，一般高齢者の 1.7 倍，心筋梗塞患者の 2.3 倍であったとしている[2]．したがって脳卒中患者が生活期で安定した生活を継続していくためには運動療法により転倒を予防することが必要である．転倒を予防するための運動療法そしては筋力の維持，バランス能力の維持などが重要であると思われる．吉村らは脳卒中回復期患者のサルコペニアおよび機能的アウトカムとの関連を調査した．回復期リハビリテーション病棟に連続入院した患者を対象に骨格筋量の減少および筋力の低下で評価し，サルコペニアおよび退院時 FIM(functional independence measure) との関連性を検証した[3]．サルコペニアは 81 名(39.7%)の患者で診断され，さらに退院時 FIM-motor と関連していたと報告している．したがって適切な運動療法と栄養療法が重要であると結論している．後藤らは脳卒中患者などを対象として

* Naohisa KIKUCHI，〒 266-0005 千葉県千葉市緑区誉田町 1-45-2 千葉県千葉リハビリテーションセンター，センター長

表 1. 生活期で転倒を予防するための運動療法

1. 筋力強化	在宅では単純な筋力強化訓練では継続性に欠けることがあるので，集団での立ち上がり動作訓練，ゲームなどに組み込まれた筋力強化訓練などを工夫して行うことが必要である．
2. 持久力強化	自宅周囲の散歩などでもよい．スポーツクラブや通所リハビリテーション施設でのエルゴメータやトレッドミル歩行訓練なども有効である．
3. バランス能力向上	通所リハビリテーション施設での集団訓練が有効である．在宅でのゲーム機器を用いたバランス訓練も有効である．

バランス練習アシスト(balance exercise assist robot；BEAR)実施前後の疾患別の効果の違いを検討し，Mini-BESTest(mini-balance evaluation system test)，快適歩行速度，継足歩行速度，TUG(timed up and go test)，FRT(functional reach test)，筋力を評価した[4]．結果は快適歩行速度，継足歩行速度，TUG，Mini-BESTest の改善を報告し，BEAR はバランス改善効果が高く，適切な難易度の反復運動でバランス指標が改善すると推察している．これらの結果からサルコペニアの予防を含めた運動療法と栄養療法による健側，患側の筋力強化は有効であり，転倒の予防につながる．またバランスを改善するための運動療法を行うことも転倒予防に貢献することが示されている．したがって生活期の運動療法には筋力強化，持久力強化，バランス能力向上などの方法が必要である(表 1)．

生活期の ADL に対する
リハビリテーション治療の効果

回復期リハビリテーション病棟においては，ADL の向上が大きな目的の 1 つであり，診療報酬にも必要な実績指数が定められていて，在宅に向けて ADL の向上が図られてから退院している．しかしながら回復期で完全に ADL が自立することは少なく，生活期にも ADL が向上する余地は十分にある．また退院後に自宅に戻ることによってリハビリテーション治療に対する意欲が向上し，ADL が向上することもある．菊地らは自立訓練施設に入所した維持期脳卒中者に対して，日本リハビリテーション医学会リハビリテーションデータベース(以下，リハ DB)の項目を用いて，リハビリテーション評価を行った[5]．入所型自立訓練 10 施設計 115 名を対象とし，入所前後でのmodified-Rankin scale，HDS-R(Hasegawa dementia rating scale-revised)，日常生活自立度，認知症老人日常生活自立度，Brunnstrom stage，Barthel index の総点および細項目，FIM の総点および細項目 ADL に対する変化をみた．modified-Rankin scale，HDS-R，日常生活自立度，認知症老人日常生活自立度，Brunnstrom stage には変化がなかったが，Barthel index では総点，移乗，トイレ動作，入浴動作，平地歩行，階段，更衣において有意な改善がみられ(表 2)，FIM では総点，運動総点，上衣更衣，下衣更衣，トイレ移乗，浴槽移乗，階段昇降などで改善がみられた(表 3)．したがって生活期においてもリハビリテーションを行うことで比較的難易度が高い ADL については改善することが示された．ADL に対するリハビリテーション治療の方法であるが，身体障害者手帳があり，就労や単身生活など社会的リハビリテーションの適応がある方には後述の自立訓練施設利用が望ましいが，介護保険ベースで行う場合には，通所リハビリテーションの中でケアマネジャー(介護支援専門員)に相談する，通所先のリハビリテーション専門職の担当者に相談する，訪問リハビリテーションや訪問看護の中でADL に関するリハビリテーション治療のメニューを組んでもらうなどの方法が考えられる．いずれにしても ADL に関するリハビリテーション治療を行うことにより十分改善効果は期待できる．

通所リハビリテーション(図 1)

以前には生活期の脳卒中患者に対して医療として外来リハビリテーション治療が行われてきた

表 2. Barthel Index の推移（Wilcoxon 符合和検定　*P＜0.01）

	入所時	退所時
総点*	84.1	88.7
食事	9.6	9.9
移乗*	13.8	14.7
整容	4.5	4.7
トイレ動作*	9.0	9.5
入浴*	2.5	3.1
平地歩行*	10.8	11.5
階段*	5.5	6.4
更衣*	8.6	9.0
排便管理	9.9	9.9
排尿管理	9.9	10

表 3. FIM の推移（Wilcoxon 符合和検定　*P＜0.01）

	入所時	退所時
総点*	100.2	102.1
運動総点*	72.6	74.1
認知総点	27.6	28.0
食事	6.6	6.6
整容	6.3	6.3
清拭*	5.4	5.5
上衣更衣*	6.2	6.4
下衣更衣*	6.3	6.4
トイレ動作	6.1	6.2
排尿管理	6.5	6.6
排便管理	6.5	6.6
ベッド移乗	6.3	6.4
トイレ移乗*	6.3	6.4
浴槽移乗*	5.4	5.6
階段昇降*	4.7	5.0
理解*	5.8	5.6
表出	5.5	5.5
社会的認知	5.4	5.4
問題解決	5.3	5.4
記憶*	5.5	5.6

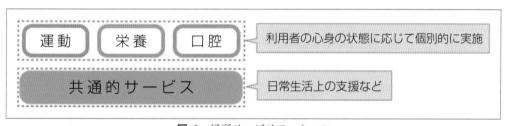

図 1. 通所リハビリテーション
日常生活上の支援などを目的とした共通サービスと利用者の心身の状態に応じて
個別的に実施する運動器の機能向上，栄養改善，口腔機能の向上がある．

が，現在では脳卒中発症後 180 日以上を経過した患者に対しては例外を除き，外来でのリハビリテーション治療を行うことはできない．これに対して，40〜65 歳までの脳卒中者および 65 歳以上の者に対しては介護保険による訪問および通所でのリハビリテーションが行われている．通所リハビリテーションは，介護老人保健施設，病院，診療所などの施設で行う，居宅要介護者に対する，心身の機能の維持回復を図り，日常生活の自立を助けるための理学療法，作業療法，その他必要な

リハビリテーションである．介護予防通所リハビリテーションでは，生活機能を向上させるための「共通的サービス」に加え，「運動器の機能向上」，「栄養改善」，「口腔機能の向上」に関するサービスを組み合わせて受けることができる．通所リハビリテーションが必要となった原因の傷病では令和元年度の厚労省の調査で脳卒中が全体の 25.3％と最も多くなっている．

通所リハビリテーションの効果に関して松永らが通所リハビリテーションを 2 年間利用した脳卒

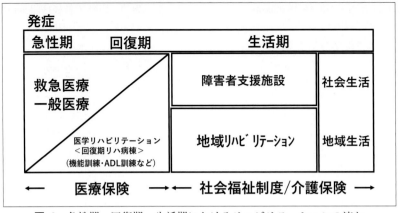

図 2. 急性期, 回復期, 生活期におけるリハビリテーションの流れ

中者の歩行能力と下肢筋力の変化について報告している[6]. 脳卒中者126名の利用開始時, 利用後3, 6, 12, 24か月の歩行能力と下肢筋力を, 開始時の歩行速度により Household 群(0.4 m/s 未満), Limited 群(0.4 m/s〜0.8 m/s), Full 群(0.8 m/s 以上)に分類し, 比較している. Household 群の歩行速度は開始時と比較し, 6か月以降で有意に向上し, 麻痺側筋力は利用後12, 24か月で有意な増加を認め, Limited 群の歩行速度は, 6か月以降で有意に向上し, 麻痺側筋力は24か月で有意な増加を認めた一方で, Full 群は有意な変化を認めなかった. 2年間の通所リハビリテーション利用により, 生活期の脳卒中者においても歩行速度と下肢筋力は改善・維持することが示され, その傾向は開始時の歩行能力が低い群で特に得られるとしている. 施設による差異はあるが, このように通所リハビリテーションは漫然と機能維持を図る施設ではなく, 有効な運動療法を提供する施設であると言える.

自立訓練施設

多くの脳卒中者では急性期治療, 回復期リハビリテーション後に在宅生活へ移行するが, 在宅生活移行後に地域生活, 社会生活を送るためにはさらなる体力向上, 公共交通機関利用, 地域活動参加, 就労を目指すための社会的リハビリテーションを行うことが望ましい. 社会的リハビリテーションを行う総合支援法に基づく障害者福祉サービスとして自立訓練がある. 自立訓練には機能訓練, 生活訓練, 宿泊型自立訓練があり, 機能訓練

は障害者につき, 障害者支援施設もしくは障害福祉サービス事業所に通って, 障害者支援施設もしくは障害福祉サービス事業所において, または障害者の居宅を訪問して, 理学療法, 作業療法, その他必要なリハビリテーション, 生活等に関する相談および助言その他の必要な支援を行うものとされている. その対象は地域生活を営む上で, 身体機能・生活能力の維持・向上などのため, 一定の支援が必要な障害者とされており, 具体的には病院を退院した者であって, 地域生活への移行等を図る上で, 身体的リハビリテーションの継続や身体機能の維持・回復などの支援が必要な者となる.

このように回復期リハビリテーションを終了した後に, 地域生活, 社会生活へステップアップするためには有効な施設ではあるが(**図2**), 回復期リハビリテーション病棟のスタッフにあまり認知されていないのが課題である. 介護保険の対象は65歳未満でも, 特定疾病に該当する場合には40〜65歳もその範疇に入る. 回復期リハビリテーションの主な目的は機能を回復し, ADL の介助量の軽減を図り, 在宅に戻すことであるので, どうしてもその後の社会生活を見据えての準備ということに目が行きにくい. しかし障害の程度によるが, 地域生活, 就労へ結びつく可能性がある介護保険対象者はかなり存在し, 特に65歳未満ではその前提で退院後の生活を考えるべきである. 筆者も他施設の回復期リハビリテーション病棟患者のなかで就労の可能性があり, 本人にもその希望があるのに在宅生活のみデイケアに通所している患

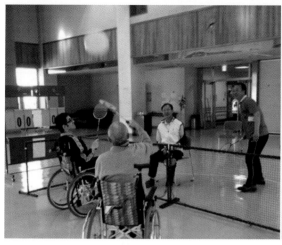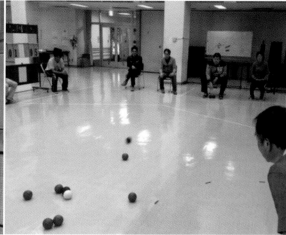

| a. 風船バレーボール | b. ボッチャ |

図 3. リハビリテーションスポーツ

者を見てきた．個人の生活という面から，あるいは障害者の社会自立促進という面から見ても自立訓練施設の利用をもっと考えるべきである．

　機能訓練における理学療法では障害に応じて身体機能の評価・訓練を行い，利用者の生活の自立と社会参加を目指す．受け身のリハビリテーションではなく，グループ訓練で利用者自身が自主的なリハビリテーションを行い楽しみのある充実した生活を送れるように支援している．作業療法ではグループ訓練で，主に上肢機能の向上とそれに伴う作業能力の向上を目指して訓練を行う．また家事動作や入浴動作などADL全般の訓練を行い，必要に応じて代償手段の獲得を支援する．リハビリテーションスポーツでは，障害者のスポーツ参加のきっかけを作り，健康や楽しさを伝える（図3）．

　令和2年度の我々の調査報告を紹介する[7]．全国の障害者支援施設に協力を依頼し，既存の評価法から標準化された有効な評価法を見いだす目的で検討した．対象は機能訓練および生活訓練を行っている全国の障害者支援施設12施設．障害は肢体不自由，高次脳機能障害などで，対象者は計83名．評価方法はFIM，IADL，RAS（recovery assessment scale），WHODAS（WHO disability assessment schedule），LSA（life space assessment），10 m歩行速度とし，施設入所また通所開始時と終了時のデータを比較した．機能訓練83症例，生活訓練54症例，宿泊型自立訓練8症例の計

145症例を集計した．社会リハビリテーションの効果を測定する手法として，FIM，手段的日常生活活動（IADL）尺度，WHODAS，RAS，WHO-QOL（WHO quality of life），を検証した．自立訓練により参加指標であるFIMのみならず，活動指標を含むIADL尺度，LSA，実用歩行能力，QOLを含むRAS，WHODASの向上が認められた．このように自立訓練施設においては，単身生活の自立，就労を目指した計画的な運動療法を行うことができる．

文　献

1) 中川洋一ほか：多施設回復期リハビリテーション病棟における脳卒中患者の転倒要因と転倒状況—転倒リスクアセスメントシートの開発—. *Jpn J Rehabil Med*, **47**：111-119, 2010.
　Summary 回復期リハビリテーション病棟の脳卒中患者の転倒に関する大規模データを収集し解析を行った文献．1,107名の入棟者中374名が転倒を経験し，χ^2検定にて転倒と関連のあった16因子が挙げられた．

2) Dennis MS, et al：Fractures after stroke：frequency, types, and associations. *Stroke*, **33**：728-734, 2002.
　Summary 脳卒中後の骨折は健常高齢者に比して高率であり，要因に応じた対応が必要である．

3) 吉村芳弘ほか：二次出版　脳卒中回復期における全身炎症—サルコペニアおよびリハビリテーションの機能的予後不良との関連—. *JPN J Rehabil Med*, **58**：1064-1074, 2021.

Summary 全身炎症と脳卒中回復期患者のサルコ
ペニアおよび機能的アウトカムとの関連を調査
した．全身炎症とサルコペニアの早期発見は，脳
卒中後の患者の骨格筋量の増加に，適切な運動療
法と栄養療法を促進するのに役立つ．

4) 後藤進一郎ほか：疾患別歩行自立患者におけるバ
ランス練習アシスト（BEAR）の効果. *JJCRS*,
10：1-8, 2019.
Summary バランス練習アシスト（BEAR）実施前
後の疾患別の効果の違いを検討し，BEAR はテン
ト上でバランス改善効果が高く，適切な難易度の
反復運動でバランス指標が改善する．

5) 菊地尚久ほか：自立訓練施設に入所している維持
期障害者に対するリハ評価. *JPN J Rehabil Med*,
50 Suppl：S354, 2013.
Summary 自立訓練施設において入所時と退所時
で身体機能，精神機能，ADL に対する訓練効果に
ついて検討した．ADL の指標である Barthel
index の総点および各項目，FIM の総点および各
項目で改善がみられ，生活期においても ADL に
対するリハビリテーション治療による改善効果
があることが示された．

6) 松永　玄ほか：通所リハビリテーションを2年間
利用した脳卒中者の歩行能力と下肢筋力の経時
的変化―後方視的研究―. 理療学, **43**：315-322,
2016.
Summary 脳卒中者の通所リハビリテーションに
よる歩行能力と下肢筋力の変化を検討した．2年
間の通所リハビリテーション利用により，生活期
の脳卒中者においても歩行速度と下肢筋力は改
善し，その傾向は開始時の歩行能力が低い群で特
に得られることが示された．

7) 菊地尚久ほか：障害者支援施設における支援効果
判定に有効な評価方法の検討. *JPN J Rehabil
Med*, **58** Suppl：S1439, 2021.
Summary 機能訓練および生活訓練を行っている
全国の障害者支援施設12施設を対象とした施設
における運動療法の効果判定である．障害は肢体
不自由，高次脳機能障害などで，FIM, IADL,
RAS（recovery assessment scale）, WHODAS,
LSA（life space assessment）, 10 m 歩行速度を
評価項目とし，施設入所また通所開始時と終了時
のデータを比較し，全ての項目で有意な改善が認
められた．

MB Med Reha **No.282**：**59-67**, 2022

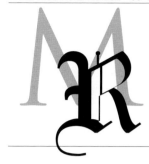

特集／脳血管障害の片麻痺患者へのリハビリテーション治療マニュアル

痙縮の評価と治療

原　貴敏*

Abstract　脳卒中後の上下肢麻痺痙縮に対しては，ボツリヌス療法（BoNT-A 療法）を含めた様々な治療が存在する．近年の痙縮に対しては BoNT-A 療法が主流であるが，多くの RCT 論文から経頭蓋磁気刺激，体外衝撃波治療などの物理的療法によるアプローチも有効である可能性が示唆されている．BoNT-A 療法においては，痙縮に対する確固たるエビデンス確立されており，現在では機能の向上に向けたリハビリテーションの併用に関して注目が集まっている．上下肢痙縮ともに集中的なリハビリテーションを併用すると機能の向上が期待でき，特に Neurorehabilitation の併用は「痙縮に隠された随意性運動機能」を引き出す可能性が示唆される．また機能予後から介入前の筋の性状や運動機能が，機能の改善度に影響することがわかってきている．

Key words　A 型ボツリヌス毒素（botulinum toxin A），エラストグラフィー（elastography），バクロフェン髄注療法（intrathecal baclofen therapy；ITB），経頭蓋磁気刺激（transcranial magnetic stimulation；TMS），電気刺激（electrical stimulation；ES），体外衝撃波治療（extracorporeal shock wave therapy；ESWT）

痙縮とは

　痙縮は，上位運動ニューロン症候群の陽性徴候の 1 つであるとされている．最も広く知られた Lance が提起した定義では「上位運動ニューロン症候群の一成分として腱反射を伴う，緊張性伸張反射における速度依存性増加（筋緊張）によって特徴付けられる運動障害」とされている[1]．初期のこの定義では，腱反射が強調された抽象的な定義になっているが，後の Pandyan らの定義によると，「痙性は上位運動ニューロンの病変に起因する感覚運動制御の障害であり，断続的または持続的な不随意の筋肉の活性化として現れる」とされ，末梢の四肢の緊張より中枢性制御の障害の病態が重視される定義が提唱されている[2]．痙縮をどのように定義していたかに関する過去の報告によると，250 本の論文の内 35％は muscle tone とし，

31％の論文が Lance の定義を使用し，同％で無定義であった[3]．この結果からみると，依然として痙縮に対する定義については，十分に定まっていない部分があるとも言える．

痙縮の評価

1．臨床的評価

　痙縮の評価は，一般的に臨床的に簡便に使用されるものと，それ以外の客観的評価がある（表 1）[4]．臨床的場面において最も使用されるのは，modified Ashworth scale（MAS）である．我々が過去に行ったボツリヌス療法（BoNT-A 療法）とリハビリテーションに関する systematic review においても，最も使用されている痙縮の評価は MAS であった[5]．確かに全ての部位において，簡便に評価できる点では臨床応用において最も優れていると言える．しかしながら，MAS の使用に

* Takatoshi HARA，〒 187-8551 東京都小平市小川東町 4-1-1　国立精神・神経医療研究センター病院／東京慈恵会医科大学リハビリテーション医学講座，講師

表 1. 痙縮の様々な評価方法

方法	主観的／客観的
臨床的スケール	
Modified Ashworth scale(MAS)	主観的
Modified Tardieu scale(MTS)	主観的
Tone assessment scale	主観的
Ankle plantar flexors tone scale	主観的
神経系評価	
H 反射, F 波	客観的
表面筋電図	客観的
末梢性評価	
Neuroflexor	客観的
Myotonometer®	客観的
Sonoelastography	客観的

（文献 4 より引用改変）

関しては否定的な意見も存在する. Balci は, 痙性は速度に依存するため, 評価者がストレッチ速度を変更すると, MAS の測定結果が変わる場合があると言及している[6]. また Fleuren らは, 評価における他動的運動は反射筋活動と非神経特性を考慮しなければならず, 上位運動ニューロン病変後の関節構造および軟組織の粘弾性特性の変化の影響を考慮する必要がある[7]としている. 確かに, MAS の 3 をみてみると, 「かなりの筋緊張亢進がある. 他動運動は困難」とされている. この他動運動困難をどう考えるかが重要な部分であるが, 高度の痙縮においては, 筋肉自体の廃用的要素や周囲の粘弾性変化などを考慮しなければならない. しかしこの MAS の評価では純粋な痙縮とそれ以外の要素のどちらのウェイトが大きいか区別が難しい.

Modified Tardieu scale(MTS)は, 関節可動域(ROM)と筋の反応性の質を測定する. 筋の伸張速度は V1(できるだけゆっくり), V2(重力で落下する速度), V3(できるだけ速く)の 3 種で規定され, この ROM は筋を V3 の速度で伸張し最初に"Catch(ひっかかり)"が生じる角度を R1, V1 で伸張した時の最大 ROM を R2 と定義し, R2 と R1 の差(R2-R1)が小さければ, 関節を構成する軟部組織の粘弾性や伸張性等による要素が大きく, 差が大きければ主に伸張反射による反射性要素が大きいとされる[8]. そのため, MAS と比較して, 関

節周囲の構造体における粘弾性特性を反映できるかもしれない. しかしながら, MTS に関するレビューによると, その信頼性と妥当性については, 使用を控える程ではないものの, そのエビデンスは十分でないと結論づけられている[9].

2. 補助的評価

表 1 に様々な痙縮の評価方法を示したが, Luo らは上記の MAS や MTS を主観的評価と位置付けている. 臨床的には, これらの評価を用いることで十分であると考えられるが, より精度の高い痙縮治療の実行には, その他の評価を補助的に用いることも有効かもしれない. 我々の研究グループでは, 痙縮の評価に超音波エコーによる筋の評価を補助的に実施している. 我々は過去に筋の輝度と骨の輝度から評価する Heckmatt scale (HMS)を用い, 痙縮治療(BoNT-A 療法＋リハビリテーション)の効果を検証した(**図 1**)[10]. これによると HMS によらず, MAS は全ての群において介入前後で有意な改善を示したものの, 最も線維化が高度な群のみで, 機能の向上が認められなかった. つまり, MAS による評価では, 筋肉の性状による違いが反映されない可能性が示唆される. 加えて近年の BoNT-A 療法においては, 如何に機能の向上につなげる治療を行うかがカギとなっており, この機能変化に関わる因子の影響の違いは反復的な治療の導入可否, 機能予後, もしくは新たな治療戦略の導入などにより, 学術的発展の可能性を秘めていると言える.

近年では, エラストグラフィーを用いた筋の評価に関する報告も散見されている[11]. また上腕二頭筋への BoNT-A 実施前後でその変化を評価した報告では, エラストグラフィーを用いて strain ratio を算出し, この有意な変化や MAS との相関があったと報告されている[12)13].

痙縮治療

1. ボツリヌス療法(BoNT-A 療法)

脳卒中治療ガイドライン 2021 においては, 上下肢痙縮を軽減させるために, もしくはその運動機

	筋の輝度	骨輝度
Grade Ⅰ	正常	正常
Grade Ⅱ	軽度上昇	明瞭
Grade Ⅲ	明らかに上昇	低下
Grade Ⅳ	高度に上昇	完全に消失

Grade II

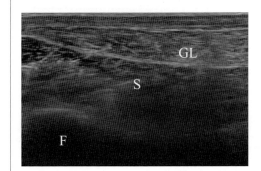

Grade III

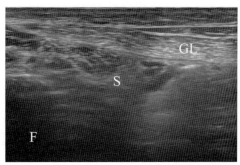

GL:腓腹筋外側面
S：ヒラメ筋
F：腓骨

図 1. Heckmatt scale（HMS）とエコー所見　左上表 Heckmatt scale（HMS）の 4 グレード，
右図　HMS grade Ⅱ と grade Ⅲ の下腿三頭筋のエコー所見

能を改善させるために，BoNT-A 療法を行うことがすすめられる（推奨度 A：行うようにすすめられる）とされている．現在，onabotulinumtoxinA，abobotulinumtoxinA，incobotulinumtoxinA の 3 つの薬剤が主流となっており，2016 年の American Academy of Neurology のガイドラインによると，上肢痙縮においては全ての薬剤が Level A に推奨され，下肢痙縮においては，onabotulinumtoxinA，abobotulinumtoxinA が Level A に推奨されている[14]．本邦における上限は，onabotulinumtoxinA では上肢 400 U，下肢 300 U，上下肢合計 400 U とされている．一方で incobotulinumtoxinA に関しては，上肢 400 U，下肢 400 U，上下肢合計 800 U とされている．筋への施注に関して痙縮により生じる肢位，痙縮の程度，生活動作などから施注筋を選択する．本邦において BoNT-A による治療が承認されて以来，その安全性と有効性の観点から使用上限の拡大が実施された．多くの脳血管疾患は上肢・下肢の痙縮を併存しているため，上下肢に対する用量の適切な配分は機能向上に向けた包括的なマネジメントの発展に寄与すると考えられる．しかしながら，単なる用量の増加は，一過性の筋力低下の影響を強くさせる傾向があるため，機能向上に着目した場合には，必ずしも高用量による治療は必要ないかもしれない．これは今後の検証課題であると考えられる．

2．その他の治療

その他の痙縮に対する治療法として，バクロフェン髄注療法（intrathecal baclofen therapy；ITB）[15)16]，経頭蓋磁気刺激（transcranial magnetic stimulation；TMS）[17)~19]，振動刺激[20]，電気刺激[21)22]，体外衝撃波治療（extracorporeal shock wave therapy；ESWT）[23)~25] などの報告が近年では盛んである．またこれらの治療は，前述の BoNT-A 療法と併用も可能である．

ITB は，埋め込み型ポンプと髄腔内カテーテル

表 2. 痙縮に対する様々な治療法の systematic review におけるエビデンス

治療法	エビデンス
ITB	・下肢の痙縮のみならず，上肢の痙縮も軽減する．徒手筋力の増加と Functional Independence Measure の増加があったとされている（文献 15：Schiess 2011）． ・下肢痙縮を対象とした治療において，有意な痙縮の軽減と，疼痛の軽減，QoL の改善が期待できる（文献 16：Creamer 2018）．
rTMS	・上肢に対する効果の報告によると，8 本の uncontrolled study において，肘関節，手関節，手指関節ともに有意な痙縮の減少がみとめられた（P＜0.01）（1 論文のみ高頻度刺激と低頻度刺激の比較研究）．一方で 2 本の RCT における手関節におけるメタ解析では，コントロール群と比較して有意な減少は認められなかった（文献 17：McIntyre 2018）． ・上肢に対する効果の報告によると，低頻度刺激（8 本中 2 本は健側への刺激）は，コントロール群と比較して，標準化平均差で−0.24（95％ CI：−0.45～−0.03）であったとしている．加えて，FMA-LE の有意な改善を認めた（SMD＝0.32（95％ CI：0.13～0.51））．しかし高頻度刺激（1 本，両側運動野刺激）においては，コントロール群と比較して有意な痙縮の減少は認めなかった（文献 18：Liu 2021）． ・Xu らの報告によると，5 本の RCT 論文による 8 件のデータによるメタ解析では，加重平均差でコントロール群と比較して有意な改善はなかったとしている（P＜0.051）（文献 19：Xu 2021）．
振動刺激	・抽出された RCT 14 本の論文のうちで 11 本が上肢に，2 本が下肢に，1 本が上下肢に対する報告であった．コントロール群と比較して，標準化平均差で上肢は 0.35（95％ CI：0.07～0.63），下肢は 0.42（95％ CI：0.04～0.87）であったとしている（文献 20：Avvantaggiato 2021）．
電気刺激	・下肢においてプラセボ群と比較し，標準化平均差で−0.64（−0.98～−0.31）であったとしている．またその他の理学療法と比較し，大きな痙縮軽減効果があったとしている．かつ 30 分以上の実施が有効であるとしている．一方で上肢についてはその有効性は示されなかった（文献 21：Mahmood 2019）． ・下肢においてプラセボ群と比較し，痙縮のみならず静的バランスの改善（1.26（95％ CI：0.69～1.83）），歩行スピードの改善（0.44（95％ CI：0.05～0.84））があったとしている（文献 22：Lin 2018）．
ESWT	・上肢を対象としたものが 11 件，下肢を対象としたものが 10 件，上下肢を対象としたものは 1 件報告されている．そのすべての研究において痙縮の改善効果を報告している．また一部の研究においては，上肢 FMA の改善や歩行速度，動的バランス能力の改善を認めた報告も散見されている（文献 23：Opara 2021）． ・上肢痙縮に対する軽減効果のみならず，FMA を用いた上肢機能の改善効果は通常のリハビリと比較して標準化平均差で 0.94（3 週以内），0.97（4～12 週），0.92（12 週以降）であったとしている（文献 24：Cabanas-Valdés 2020）． ・ネットワークメタ解析によると，7～12 週における痙縮軽減における ESWT の効果は，ボツリヌス療法と比較して 0.3（95％ CI：0.24～0.84）であった（文献 25：Hsu ら 2021）．

にて，継続的に髄液中にバクロフェンを投与する方法で，本邦においては2006年に成人に対して承認された．利点としては脳脊髄液に直接注入されるため，経口投与に比べて効果発現しやすい．欠点として，ポンプの埋め込みには外科的侵襲を伴う．またポンプ埋め込み後もポンプ自体のトラブル，カテーテルトラブル，バクロフェンの投与量調整がうまくいかないと離脱症状を生じる恐れもあるとされている．

rTMS は，その機序の詳細については割愛するが，高頻度刺激は大脳皮質に興奮性の刺激を，低頻度刺激は抑制性の刺激を与えるとされている．rTMS の痙縮に対する明確なメカニズムはわかっていないが，大脳皮質における興奮性の変化が，脊髄前角細胞の過剰興奮に変化を及ぼしている可能性が示唆される[26]．表 2 にまとめたが，高頻度刺激に比して低頻度刺激を用いた論文の方が多い．しかし，その効果についてはまだ議論の余地がある．

振動刺激について，筋肉もしくは腱に対する振動刺激は，対象筋における H 反射の減少や相互抑制の調整，伸張反射における潜時の減少効果，また "Tonic Vibration Reflex" と呼ばれる不随意な反射収縮が，その痙縮の軽減のメカニズムに関与しているとされている[27]~[29]．

電気刺激の痙縮効果に関しては，痙縮筋と拮抗筋の相互抑制の調整や，伸張反射の興奮性の減少，シナプス前抑制の増加などの様々なメカニズムが関与するとされている[30][31]．また一部の研究では刺激領域の大脳皮質の興奮性を減少させる可能性が示唆されている[32]．

ESWT は，ここ最近着目されている手法である．痙縮に対する効果のメカニズムは未だ不明な点が多く，1) 新しい神経筋接合部の形成に関与する一酸化窒素合成の誘導への関与，2) 腱への連続的もしくは断続的な圧力による運動ニューロンの興奮性の低下，3) 神経筋接合部におけるアセチルコリン受容体の減少などが提唱されている．最近の ESWT のネットワークメタ解析の結果では，BoNT-A 療法より痙縮の軽減に対する効果が高

いとする結果が報告されている[25]．しかしながら，抽出された論文内のBoNT-A療法における用量や施注筋が多様であり，異質性が大きい可能性がある．また，ESWT後のH反射やF波の変化に関する報告では，これらのパラメーターに有意な変化がなかったこと，また筋肉部への刺激と筋腱接合部への刺激では，motor pointの数に関係なく効果に差がなかったとされている[33][34]．つまりESWTの効果は痙縮に対する効果と言うより，筋肉自体の何らかの粘弾性を変化させている可能性の方が高く，生理学的な効果の検証を含めて更なる研究が必要であると示唆される．各治療法に関するsystematic reviewについて**表2**にまとめた．

抗痙縮治療とリハビリテーション

1．痙縮に対するリハビリテーションの併用

痙縮に対する種々の治療は，痙縮の減少効果が認められることがわかっている．

このような背景において重要なことは，痙縮の改善のみならず，いかに機能の向上につなげるか，そして必要なリハビリテーションの提供である．痙縮と関節周囲の粘弾性変化に伴い，多くの対象肢は「動作の不学習」・「廃用要素の併存」に陥っている可能性が高い．そのため機能の再獲得・再構築のために「痙縮に隠された随意的運動機能」を引き出す必要があり，幾つかの機能再建に着目したリハビリテーションやneurorehabilitationは効果が期待できる．また，我々の研究グループでは，一貫して入院による集中的なリハビリテーションを併用してきた[35]．これらの患者個々のニーズに応じ，機能向上に着目した目的指向型訓練の併用を2週間実施したところ，上肢・下肢機能の改善が認められた．下記において上肢と下肢に分けて詳細に議論していく．

2．上肢痙縮に対するリハビリテーション

我々が過去に実施したBoNT-A療法のRCT，nonRCT studyにおいて，どのようなリハビリテーションが併用されていたかに関するsystem-atic reviewによると，通常のリハビリテーション併用に関して10編の論文が，その他の併用については機能的電気刺激に関する報告は2編，ロボットの併用に関する論文は2編，スリーブの併用に関する論文は1編，そしてconstraint induced movement therapy（CI）療法に関する報告は2編であった[5]．通常のリハビリテーションに関する論文においては，これらのうち上肢機能の改善があったとする報告は3編のみであった．一方でその他の併用療法については，ロボットとCI療法の併用で有意な上肢機能の向上があったとされている．つまりこれらの機能の改善に着目したneurorehabilitationは，相乗効果的に機能向上が期待できると示唆される．通常のリハビリテーションで良好な結果があまり得られていないのは，幾つかの理由があると考えられるが最も大きな点は古い論文であればあるほど痙縮の改善効果にフォーカスが当たっており，機能向上に着目した研究が少なかったことにあると考える．近年では，痙縮が生じている筋の拮抗筋に特化した訓練を併用する報告が散見されるようになってきている[36]．

機能予後的観点において，我々の研究グループでは階層別クラスター分析を用いFugl-Meyer assessment（FMA）の点数から6群に分けて，通常のリハビリテーションのみを実施した群と，介入前後の変化を検証した[37]（**図2**）．6群のうち，FMAを重症度別に分けた場合の「中等度」は3群に分けられた．これら3群は下位項目から，全ての下位項目の点数が低値な群（moderate−），FMA-A・C項目の点数が高く随意性が保たれている群（moderate＋），FMA-A・B・C項目の点数が高い群（moderate＋＋）に分けられた．介入前後のFMAの変化をみると，コントロール群と比較して有意な改善があったのは，FMAの合計点ではmoderate＋とmoderate＋＋の2群であった．一方で，FMA-Aについてはmoderate＋＋群が，FMA-Bについてはmoderate＋群がコントロール群と比較して有意な変化があった．これらの結果から言えることとして，まず1つに，全体

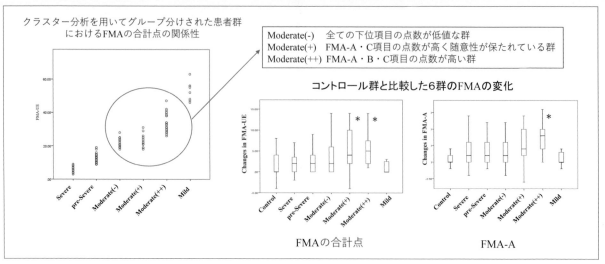

図 2. 階層別クラスター分析を用いた BoNT-A 療法と集中的リハビリテーション
併用の効果の検証　左：階層別クラスター分析により分類された 6 群の FMA
の点数の分布．下線は点数が高値であった部分を示す．中：介入前後における
FMA 合計点の変化．コントロール群と比較して有意な変化があったのは，
Moderate＋と Moderate＋＋群であった．右：介入前後における FMA-A の変
化．コントロール群と比較して有意な変化があったのは，Moderate＋＋群で
あった．

（文献 37 より引用）

的に見るとリハビリテーションの併用は有意な改善を示すが，通常のリハビリテーションと比較した場合，痙縮に隠された随意性が期待できる患者は，やはり重症度が中等度でかつ，ある限定した運動機能を有している患者であることがわかった．2 点目として，上肢機能の改善には中枢から改善が重要であるとされているが，FMA-A 項目の改善は，これを表していた．そのため機能向上を目的にリハビリテーションを併用する場合には，介入前の機能が，その予後を大きく左右することがわかった．

3．下肢痙縮に対するリハビリテーション

我々が行った systematic review によると通常のリハビリテーション併用に関する報告は 4 編，電気刺激に関する報告は 3 編，ロボットについては 2 編であった[5]．このうち，通常のリハビリテーション併用については 3 編で，電気刺激については 1 編で，ロボットについては 2 編で，コントロール群と比較して有意な改善があったとされていた．やはり，上肢と同様で機能再建，特に下肢においては歩行再建に着目した訓練の併用は有用かもしれない．

しかしながら，どのような評価項目を用いていたか見てみると，その多くが歩行速度（6 MWT，10 MWT，gait speed）であった．例えば，過去の下肢痙縮に対する BoNT-A 療法の歩行速度を用いたメタ解析の結果によると，Foley らの報告では効果量はコントロール群と比較して 0.193（95％ CI：0.033〜0.353）で，歩行速度は 0.044 m/s の増加（P＜0.018）であったとしている[38]．また Varvarousis らの報告では，コントロール群と比較して effect size は 0.35（95％ CI：0.02〜0.68）だが，異質性が高い結果であったとしている（I^2＝60.09％）[39]．そのため，歩行速度によるメタ解析からは，その効果について議論の余地がある．また歩容が悪くても歩行速度のみ向上すること，一方で歩容の改善のために歩行速度が低下することもある．そのためこれらの効果を effective とすることが本当に正しいのかも同様に議論するべき課題である．しかしながらロボットに代表されるような neurorehabilitation は，正常歩行に近い歩行再建を目指した訓練であり，これらの併用が必ずしも歩容の乱れを招いているとは言えないと示唆される．

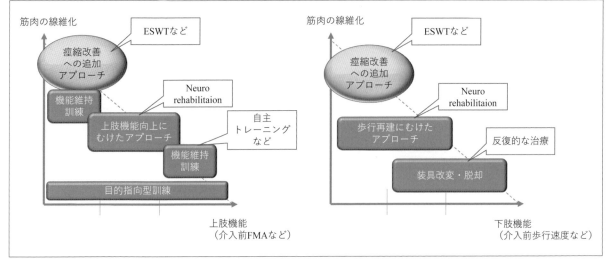

図 3. 機能向上に着目した BoNT-A 療法ストラテジー

機能予後的観点において，過去に我々が行った集中的リハビリテーションの併用による報告より，歩行速度で3群（<0.4 m/s，0.4〜0.8 m/s，>0.8 m/s）に分けて，その介入前後の変化率を見てみると，最も歩行速度が遅い群で約25%の歩行速度の増加があった[35]．一方で最も速い群では，歩行速度の増加はなかった．これから考えるに，全ての患者が集中的リハビリテーションを実施する必要はなく，我々医療者側は，必要性を適切に判断する必要がある．また，反復的にこのプログラムを行ったところ，歩行能力の維持のみならず，装具の変更が可能となり，装具使用者の内33.3%で最終的に装具の脱却ができた[40]．またこの装具脱却者の全てが前型歩行パターンであった．これから言えることは，反復的治療は慢性期の下肢痙縮患者においても，歩行再建に寄与する可能性があること．また前型歩行パターンであることが，その歩行再建の重要なポイントであること．つまりは，急性期，回復期において如何に通常歩行に近づけるかが重要であることが示唆された．BoNT-A療法の歩行への効果に関する報告の中で，足関節底屈筋力への施注は立脚期の背屈，近位筋の活動の促進のみならず，推進力の改善に寄与すると言及している[41]．つまり，BoNT-A療法を単なる痙縮の治療に限定せず，歩行再建，機能向上の視点から包括的なリハビリテーションアプローチのひとつとして，活用することが重要な

ポイントである．

4．機能向上に着目した BoNT-A 療法 ストラテジー

上記の機能向上に関するエビデンスと機能予後に関するエビデンスから，BoNT-A療法治療に併用すべきリハビリテーションの考え方を**図3**に示した．線維化の程度が強ければ強いほど介入前の機能は低下している可能性が示唆されるため，介入前の上肢・下肢機能の客観的評価はある程度相関すると思われる．また「痙縮に隠された随意的運動機能」を引き出すことのできる介入前の機能レベルが明確になりつつある．そのため各機能レベルに応じた適切な訓練を実施していくことが重要である．

文 献

1) Lance JW, et al：Spasticity：Disordered Motor Control. Year Book Medical Publishers, 485-494, 1980.

2) Pandyan AD, et al：Spasticity：clinical perceptions, neurological realities and meaningful measurement. *Disabil Rehabil*, **27**(1-2)：2-6, 2005.

3) Malhotra S, et al：Spasticity, an impairment that is poorly defined and poorly measured. *Clin Rehabil*, **23**(7)：651-658, 2009.

4) Luo Z, et al：Advanced quantitative estimation methods for spasticity：a literature review. *J Int Med Res*, **48**(3)：300060519888425, 2020.

Summary 痙縮評価に関する review.

5) Hara T, et al：Botulinum Toxin Therapy Combined with Rehabilitation for Stroke：A Systematic Review of Effect on Motor Function. *Toxins (Basel)*, **11**(12)：707, 2019.
Summary 脳卒中後上下肢痙縮に対する BoNT-A 療法とリハビリテーションやその他の併用療法に関する systematic review.

6) Balci BP：Spasticity Measurement. *Noro Psikiyatr Ars*, **55**(Suppl 1)：S49-S53, 2018.

7) Fleuren JF, et al：Stop using the Ashworth Scale for the assessment of spasticity. *J Neurol Neurosurg Psychiatry*, **81**(1)：46-52, 2010.

8) Boyd RN, et al：Objective measurement of clinical findings in the use of botulinum toxin type A for the management of children with cerebral palsy. *Eur J Neurol*, **6**：s23-s35, 1999.

9) Shu X, et al：Validity and reliability of the Modified Tardieu Scale as a spasticity outcome measure of the upper limbs in adults with neurological conditions：a systematic review and narrative analysis. *BMJ Open*, **11**(12)：e050711, 2021.

10) Hara T, et al：Effects of botulinum toxin A therapy and multidisciplinary rehabilitation on lower limb spasticity classified by spastic muscle echo intensity in post-stroke patients. *Int J Neurosci*, **128**(5)：412-420, 2018.

11) Lehoux MC, et al：Shear wave elastography potential to characterize spastic muscles in stroke survivors：Literature review. *Clin Biomech*(*Bristol, Avon*), **72**：84-93, 2020.

12) Gao J, et al：Ultrasound Elastography to Assess Botulinum Toxin A Treatment for Post-stroke Spasticity：A Feasibility Study. *Ultrasound Med Biol*, **45**(5)：1094-1102, 2019.

13) Aşkın A, et al：Strain sonoelastographic evaluation of biceps muscle intrinsic stiffness after botulinum toxin-A injection. *Top Stroke Rehabil*, **24**(1)：12-17, 2017.

14) Simpson DM, et al：Practice guideline update summary：Botulinum neurotoxin for the treatment of blepharospasm, cervical dystonia, adult spasticity, and headache：Report of the Guideline Development Subcommittee of the American Academy of Neurology. *Neurology*, **86**(19)：1818-1826, 2016.

15) Schiess MC, et al：Prospective 12-month study of intrathecal baclofen therapy for poststroke spastic upper and lower extremity motor control and functional improvement. *Neuromodulation*, **14**(1)：38-45, 2011.

16) Creamer M, et al：Effect of Intrathecal Baclofen on Pain and Quality of Life in Poststroke Spasticity. *Stroke*, **49**(9)：2129-2137, 2018.

17) McIntyre A, et al：A Systematic Review and Meta-Analysis on the Use of Repetitive Transcranial Magnetic Stimulation for Spasticity Poststroke. *PM R*, **10**(3)：293-302, 2018.

18) Liu Y, et al：A Meta-Analysis：Whether Repetitive Transcranial Magnetic Stimulation Improves Dysfunction Caused by Stroke with Lower Limb Spasticity. *Evid Based Complement Alternat Med*, **2021**：7219293, 2021.

19) Xu P, et al：Repetitive transcranial magnetic stimulation as an alternative therapy for stroke with spasticity：a systematic review and meta-analysis. *J Neurol*, **268**(11)：4013-4022, 2021.

20) Avvantaggiato C, et al：Localized muscle vibration in the treatment of motor impairment and spasticity in post-stroke patients：a systematic review. *Eur J Phys Rehabil Med*, **57**(1)：44-60, 2021.

21) Mahmood A, et al：Effect of Transcutaneous Electrical Nerve Stimulation on Spasticity in Adults With Stroke：A Systematic Review and Meta-analysis. *Arch Phys Med Rehabil*, **100**(4)：751-768, 2019.

22) Lin S, et al：Influence of transcutaneous electrical nerve stimulation on spasticity, balance, and walking speed in stroke patients：A systematic review and meta-analysis. *J Rehabil Med*, **50**(1)：3-7, 2018.

23) Opara J, et al：The Current State of Knowledge on the Clinical and Methodological Aspects of Extracorporeal Shock Waves Therapy in the Management of Post-Stroke Spasticity-Overview of 20 Years of Experiences. *J Clin Med*, **10**(2)：261, 2021.

24) Cabanas-Valdés R, et al：The effectiveness of extracorporeal shock wave therapy for improving upper limb spasticity and functionality in stroke patients：a systematic review and meta-analysis. *Clin Rehabil*, **34**(9)：1141-1156, 2020.

25) Hsu PC, et al：Comparative Effectiveness of Botulinum Toxin Injections and Extracorporeal Shockwave Therapy for Post-Stroke Spasticity：A Systematic Review and Network Meta-Analysis. *EClinicalMedicine*, **43**：101222, 2021.

26) Dos Santos RBC, et al：Cortical and spinal excitability changes after repetitive transcranial magnetic stimulation combined to physiotherapy in stroke spastic patients. *Neurol Sci*, **40** (6)：1199-1207, 2019.

27) De Gail P, et al：Differential effects on tonic and phasic reflex mechanisms produced by vibration of muscles in man. *J Neurol Neurosurg Psychiatry*, **29**(1)：1-11, 196.

28) Eklund G, et al：Normal variability of tonic vibration reflexes in man. *Exp Neurol*, **16**：80-92, 1966.

29) Rocchi L, et al：Plasticity Induced in the Human Spinal Cord by Focal Muscle Vibration. *Front Neurol*, **9**：935, 2018.

30) Martins FL, et al：Immediate effects of TENS and cryotherapy in the reflex excitability and voluntary activity in hemiparetic subjects：a randomized crossover trial. *Rev Bras Fisioter*, **16** (4)：337-344, 2012.

31) Kim TH, et al：Task-related training combined with transcutaneous electrical nerve stimulation promotes upper limb functions in patients with chronic stroke. *Tohoku J Exp Med*, **231**(2)：93-100, 2013.

32) Tinazzi M, et al：Long-lasting modulation of human motor cortex following prolonged transcutaneous electrical nerve stimulation(TENS)of forearm muscles：evidence of reciprocal inhibition and facilitation. *Exp Brain Res*, **161**(4)：457-464, 2005.

33) Manganotti P, et al：Long-term effect of shock wave therapy on upper limb hypertonia in patients affected by stroke. *Stroke*, **36**(9)：1967-1971, 2005.

34) Yoon SH, et al：Effective Site for the Application of Extracorporeal Shock-Wave Therapy on Spasticity in Chronic Stroke：Muscle Belly or Myotendinous Junction. *Ann Rehabil Med*, **41** (4)：547-555, 2017.

35) Hara T, et al：Effects of botulinum toxin A therapy and multidisciplinary rehabilitation on upper and lower limb spasticity in post-stroke patients. *Int J Neurosci*, **127**(6)：469-478, 2017.

36) Wallace AC, et al：Exploratory Randomized Double-Blind Placebo-Controlled Trial of Botulinum Therapy on Grasp Release After Stroke (PrOMBiS). *Neurorehabil Neural Repair*, **34** (1)：51-60, 2020.

37) Hara T, et al：Prognosis prediction of the effect of botulinum toxin therapy and intensive rehabilitation on the upper arm function in post-stroke patients using hierarchical cluster analysis. *Disabil Rehabil*, **44**(22)：6815-6823, 2022.

38) Foley N, et al：Does the treatment of spastic equinovarus deformity following stroke with botulinum toxin increase gait velocity? A systematic review and meta-analysis. *Eur J Neurol*, **17**(12)：1419-1427, 2010.

39) Varvarousis DN, et al：The effectiveness of botulinum toxin on spasticity and gait of hemiplegic patients after stroke：A systematic review and meta-analysis. *Toxicon*, **203**：74-84, 2021.

40) Hara T, et al：The Effect of Repeated Botulinum Toxin A Therapy Combined with Intensive Rehabilitation on Lower Limb Spasticity in Post-Stroke Patients. *Toxins*(*Basel*), **10**(9)：349, 2018.

41) Cofré Lizama LE, et al：Beyond speed：Gait changes after botulinum toxin injections in chronic stroke survivors(a systematic review). *Gait Posture*, **70**：389-396, 2019.
Summary BoNT-A療法の歩行障害に対する効果に関する systematic review.

MB Med Reha **No.282**：**68-78**, 2022

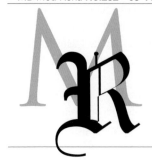

特集／脳血管障害の片麻痺患者へのリハビリテーション治療マニュアル

装具療法
—長下肢装具, 短下肢装具, 肩装具, 手指対立装具について—

勝谷　将史*

Abstract　脳卒中片麻痺患者にとって装具はリハビリテーション治療における重要なツールである. 基本的な装具療法は中枢神経再組織化ステージ理論に依拠して展開する. 急性期における長下肢装具の使用は皮質脊髄路の興奮性を高めることで麻痺の回復を促進する 1st stage recovery に依拠し, 回復期における装具を使用した歩行訓練は皮質ネットワークの再組織化が行われる 2nd stage recovery に依拠する. 回復期から生活期にかけた装具の使用は 3rd stage recovery における再構築された皮質ネットワークの強化につながる. また装具療法を実際に進める上で重要になるのは装具の継手の選択や, 足部の設定, 予後予測に沿った歩行様式の練習などが必要となる. また肩装具や手指対立装具などの上肢装具もリハビリテーション治療を進める上で重要であり, それぞれの特徴や, 適応に関して述べていく.

Key words　脳卒中(stroke), 装具療法(orthotics therapy), 長下肢装具(knee-ankle-foot-orthosis), 短下肢装具(ankle-foot-orthosis), 肩装具(shoulder ortho-sis), 手指対立装具(opponens hand orthosis)

はじめに

　脳卒中片麻痺患者に対するリハビリテーション治療において装具は重要なツールの1つである. 脳卒中治療ガイドライン 2021 でも新たに装具療法の項目が追加され「脳卒中後片麻痺で膝伸展筋筋力もしくは股関節周囲筋筋力が十分でない患者に対して, 歩行機能を訓練するために長下肢装具を使用することは妥当である」とエビデンスレベルは低いものの推奨度Bとされた[1]. その他にも脳卒中治療ガイドライン 2021 では装具に関する記載も多く(**表1**), 脳卒中リハビリテーション治療として装具の重要性が改めて認識された. 本稿では装具療法の理論的背景を前提に, 長下肢装具, 短下肢装具, 上肢装具の使用に関して解説する.

装具療法の理論的背景

　装具療法は装具というツールを利用した運動療法である. 急性期では早期から立位, 歩行訓練を行い, 装具による適切なアライメントの矯正と自由度制約により課題の難易度を調整することで歩行の運動学習を促し機能回復に導く治療用装具としての考え方, もう1つは障害により失った機能を代償するために装具の機能を選択し, パフォーマンスを最大限に引き出すことで歩行・ADL を安定させ QOL を高める機能代償用(生活用)装具としての考え方[2]であり, これらを明確にして治療計画を立案する必要があると考える(**表2**).

　装具療法の学術的背景としては Tyson らにより FAC(functional ambulation categories)の改善, 歩行速度やストライドの改善, 麻痺側への荷重の改善や歩行エネルギーコストの改善が示され

* Masashi KATSUTANI, 〒662-0002 兵庫県西宮市鷲林寺南町 2-13　西宮協立リハビリテーション病院リハビリテーション科, 部長

表 1. 脳卒中治療ガイドライン 2021 における装具の記述とエビデンス

内容	エビデンス
十分なリスク管理のもとに，早期座位・立位，装具を用いた早期歩行訓練，摂食・嚥下訓練，セルフケア訓練などを含んだリハビリテーションを，発症後できるだけ早期から行うことが勧められる	推奨度 A エビデンスレベル中
脳卒中後片麻痺による尖足もしくは下垂足に対して，特に時期にかかわらず，短下肢装具を作製することを考慮しても良い	推奨度 C エビデンスレベル低
脳卒中後片麻痺で膝伸展筋筋力もしくは股関節周囲筋筋力が十分でない患者に対して，歩行機能を訓練するために長下肢装具を使用することは妥当である	推奨度 B エビデンスレベル低
脳卒中後片麻痺で内反尖足がある患者に対して，歩行機能を改善させるために短下肢装具を使用することは妥当である	推奨度 B エビデンスレベル高

（文献 1 より改変して引用）

表 2. 装具の使用目的

治療用装具	機能代償用装具
達成されるべき歩行様式を獲得するため，装具による適切なアライメント矯正と自由度制約により，運動課題の難易度を調整することで歩行の運動学習を促す	障害により失った機能を代償するために装具の機能を選択，ADL でのパフォーマンスを最大限に引き出す

（文献 2 より引用）

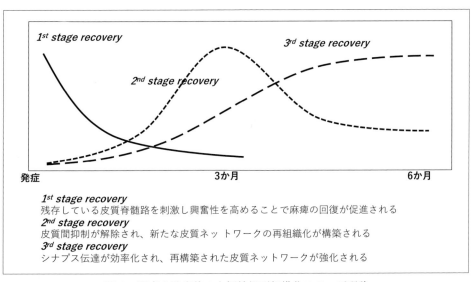

1st stage recovery
残存している皮質脊髄路を刺激し興奮性を高めることで麻痺の回復が促進される
2nd stage recovery
皮質間抑制が解除され、新たな皮質ネットワークの再組織化が構築される
3rd stage recovery
シナプス伝達が効率化され、再構築された皮質ネットワークが強化される

図 1. 脳卒中発症後の中枢神経再組織化ステージ理論

（文献 5 より引用）

ており[3]，他にも装具使用による即時効果に関しては多くの報告があるが，急性期・回復期での臨床場面における装具使用の実際は運動学習を基盤とした治療用装具としての使用が中心である．運動療法による学習効果に関して才藤らは，歩行は装具により最適化された歩行課題を遂行することで最も効率よく学習されると述べている[4]．これは装具により関節の自由度を制限し，適切なアライメントへ矯正，難易度を調整された課題を繰り返し，課題が達成されたら段階的に自由度を調整，新たな適性課題を繰り返すことにより運動学習が進み，目標とする歩行能力を達成すると考えられる．

また，脳卒中の機能回復メカニズムに関する継時的な知見には発症から 3 か月までの皮質脊髄路を刺激しその興奮性を高めることで麻痺の回復を促進する，1st stage recovery，3 か月をピークとして皮質間の抑制が解除され皮質ネットワークの再組織化が行われる 2nd stage recovery，6 か月以後も持続する再構築された皮質ネットワークの

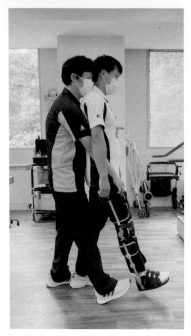

図 2. 後方介助による歩行訓練

シナプス伝達を強化する 3rd stage recovery から
なる脳卒中発症後の中枢神経再組織化ステージ理
論[5]（図1）があり，このステージ理論に依拠した装
具療法の展開が必要となる.

装具療法の実際

1．下肢装具

1）長下肢装具（knee-ankle-foot-orthosis；以下，KAFO）

KAFO は大腿支持部，膝継手，下腿支持部，足
継手，足部から構成され，脳卒中片麻痺患者には
主に治療用装具として使用される．脳卒中治療ガ
イドライン 2021 においても「十分なリスク管理の
もとに，早期座位・立位，装具を用いた早期歩行
訓練，摂食・嚥下訓練，セルフケア訓練などを含
んだ積極的なリハビリテーションを，発症後でき
るだけ早期から行うことが勧められる」として推
奨度 A とされており[6]，KAFO を使用した立位訓
練・歩行訓練はベッド臥床による廃用症候群の予
防と，残存する皮質脊髄路を刺激しその興奮性を
高めることで麻痺の回復を促進する 1st stage
recovery に依拠すると考えられる.

KAFO の適応は重度の片麻痺や意識障害によ
り立位・歩行課題の遂行が難しい場合，または立
位・歩行課題の遂行により股関節周囲や体幹機能
のコントロール向上を目的とする場合，さらには
運動麻痺だけではなく，半側空間無視や重度深部
感覚障害などの障害を併せ持った場合にも使用さ
れる．発症早期からの急性期リハビリテーション
治療においては意識障害が立位・歩行訓練を阻害
する因子となるが，KAFO の使用により身体を重
力に逆らって保持することになり，網様体賦活系
が刺激され意識障害の改善が期待できる[7]．さら
に歩行能力の予後には体幹機能，下肢近位の筋力
が関与するため[8]，KAFO により膝関節，足関節
の自由度を制御して股関節周囲や体幹機能へのア
プローチが可能な難易度に運動課題を調整するこ
とが重要になる.

KAFO を使用した歩行トレーニングのあり方
に関しては様々な議論もあるが，その1つに後方
介助歩行が挙げられる（図2）．これは介助者が
KAFO を装着した患者の後方に位置し，手すりや
杖を用いず，介助により2動作前型歩行を誘導し，
単脚支持期に倒立振子を形成する歩行トレーニン
グである．後方介助による速度のあるリズミカル
な2動作前型歩行は初期接地における前脛骨筋の
遠心性収縮により皮質脊髄路の興奮性の増大に関
与し[9]，さらに手すりや杖を使用しないことで十
分な荷重刺激と股関節の屈曲・伸展を伴う交互運
動により筋紡錘からの入力が脊髄に存在する
CPG（central pattern generator）を賦活すること
が示唆されている[10].

急性期ではしっかりとしたリスク管理の下に発
症後できるだけ早期に立位・歩行トレーニングを
開始したい．そのためには調整性の高い既製品の
KAFO（図3）を備品として常備し，早期に治療を
開始，回復期リハビリテーション病棟での継続使
用が可能なのであれば本人用 KAFO を作製する
ことが望ましいと考える．先行研究でも早期に本
人用 KAFO の作製が回復期リハビリテーション
病棟退院時の ADL の改善に寄与することが示唆
されている[11]が，急性期病院での在院日数は短縮

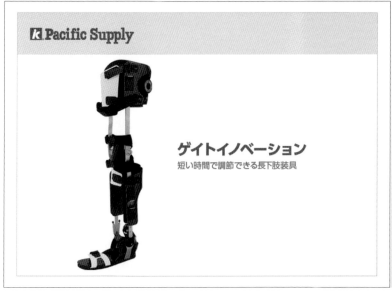
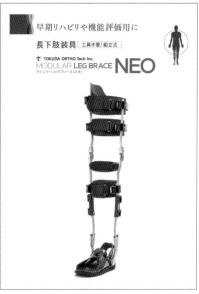

ゲイトイノベーション
短い時間で調節できる長下肢装具

早期リハビリや機能評価用に
長下肢装具 [工具不要/組立式]
TOKUDA ORTHO Tech Inc.
MODULAR LEG BRACE NEO
モジュラーレッグブレース[ネオ]

図 3. 協調性のある KAFO
（左はパシフィックサプライ株式会社 HP より引用，右はトクダオルソテックカタログより引用）

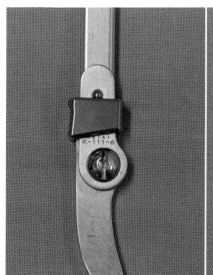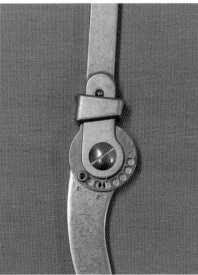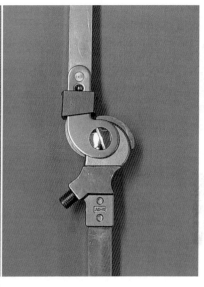

a|b|c　　　　　　　　図 4. 代表的な膝継手の種類とその特徴
　　a：リングロック膝継手：膝の制御は 0°
　　b：ダイヤルロック膝継手：穴に合わせて六角穴ボルトを締めることで任意の屈曲角度で固定可能
　　c：SPEX 膝継手：設定された角度の中，麻痺側遊脚期においては膝の伸展補助，立脚期においては
　　　膝の屈曲制動が可能

されてきているため，急性期では備品 KAFO を使用し，在院日数の長い回復期では入院早期に KAFO の必要性を判断し作製することが望ましいと考える．

　KAFO の作製において重要になるのが膝継手，足継手の選択である．代表的な膝継手にリング ロック膝継手，ダイヤルロック膝継手，SPEX 膝継手がある（図 4）．膝継手の使い分けに関してはリングロック膝継手を基本とし，膝関節の伸展制限がある場合はダイヤルロック膝継手を選択する．リングロック膝継手とダイヤルロック膝継手は膝伸展位での固定か遊動しかないが SPEX 膝継

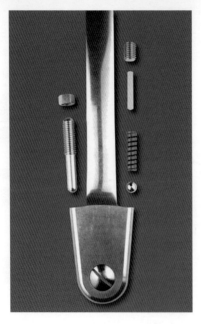

図 5.
ダブルクレンザック足継手の構造
ロッドを調整することで足関節可動域を底屈方向，背屈方向にそれぞれ任意の角度に固定・遊動が調整可能．ロッドの代わりにスクエアバネを使用すると制動も可能となる．

手は内蔵されるコイルスプリングとボルトの設定により 0°～60° の間で角度設定が可能となり，設定された角度の中で伸展補助が働く．つまり SPEX 膝継手を使用した KAFO では設定された角度の中，麻痺側遊脚期においては膝の伸展補助，立脚期においては膝の屈曲制動が可能となる．臨床で良く経験する課題の 1 つに KAFO から AFO（ankle foot orthosis）へカットダウンのタイミングがある．膝継手をリングロック膝継手やダイヤルロック膝継手で伸展固定している状態から AFO へのカットダウンは運動課題の側面から考えると難易度の隔たりが大きい．その場合 SPEX 膝継手の特性を活かして膝伸展固定の状態から段階的に膝の遊動角度を調整し関節自由度をコントロール，運動課題の難易度を細やかに調整することができるため，KAFO から AFO への移行に SPEX 膝継手は有効であり AFO での 2 動作前型歩行が十分可能と予測できる患者であれば積極的に処方を考えて良いかもしれない．

　続いて足継手の選択に関して考える．基本的な継手としてダブルクレンザック足継手がある，これは足関節可動域を底屈方向，背屈方向にそれぞれ任意の角度に固定・遊動が調整可能であり，ロッドの代わりにスクエアバネを使用すると制動も可能になる（図5）．治療用装具として KAFO を

使用する場合，調整性が高いダブルクレンザック足継手の選択は汎用性が高い．2 動作前型歩行を後方介助にて実現するためにはロッカー機能を可能とする底屈制動機能を有した足継手を使用することで前脛骨筋の遠心性収縮による倒立振子の初速形成が可能となる[12]．筆者は歩行の自立が可能であり，2 動作前型の歩行が十分に可能と予測できる脳卒中患者に対しては SPEX 膝継手と Gait-Solution 足継手の組み合わせを選択することもあるが，近年回復期で KAFO を必要とする脳卒中患者の多くは高齢かつ重症であることが多い．積極的に後方介助での 2 動作前型歩行での歩行トレーニングを行うが AFO へのカットダウン後の汎用性を考え，基本的にはリングロック膝継手とダブルクレンザック足継手の選択を基本としている．

2）短下肢装具

　AFO は下腿支持部，足継手，足部から構成される．治療用装具としては KAFO からカットダウンして活用される場合や，重症度によっては KAFO を必要とせず AFO として 1st stage recovery に依拠した活用も多い．KAFO から AFO へのカットダウンを検討していく場合，KAFO での歩行トレーニングと比較して AFO での歩行トレーニングは運動課題としての難易度に

隔たりがあるためKAFOからいきなりAFOでの歩行トレーニングに変更するのではなく，KAFO膝継手のロックを解除した状態での歩行トレーニング，Knee BraceとAFOを併用した歩行トレーニング，SPEX膝継手の使用など，難易度の隔たりを埋める歩行トレーニングを並行して行いながらAFOでの歩行課題に移行を図る．

さらにAFOでの歩行トレーニングでは，目標とする歩容に準じて歩行課題を調整し，歩行補助具を平行棒から徐々に4点杖，T字杖と移行し，支持基底面を段階的に狭くすることで難易度の調整を行う．足継手の調整は膝関節の制御を確認しながら初期背屈角度の設定や足関節の自由度を固定から背屈方向へ遊動角度を段階的に広げ歩行課題の難易度を調整する．2動作前型での歩行が可能であり，膝関節の制御が可能であれば足関節底屈制動機能を有した装具の使用も進め歩行能力の向上を図っていく．このように治療用装具としての活用では1st stage recoveryに依拠した歩行課題から遂行し廃用の予防を行うとともに皮質脊髄路を刺激し麻痺の回復を促進，さらに装具による適切なアライメントの矯正と自由度制約により課題の難易度を調整[4]し歩行の運動学習を促すことで2nd stage recoveryに依拠し，新たな歩行様式の皮質ネットワーク再構築を図る．

機能代償用（生活用）としてのAFOの活用は回復期リハビリテーション病棟へ入院後，生活環境含め転帰先での歩行イメージが明確になれば検討が必要となる．筆者はおおよそ退院1か月前には機能代償用（生活用）装具の検討を行う．ここでは回復の難しい機能を代償・補完するために装具の機能を選択し，調整，処方することでパフォーマンスを最大限に引き出し歩行・ADLを安定させQOLを高めることを目標としている．これは獲得した新たな歩行様式を日常レベルに汎化させていく過程であり構築された新たな皮質ネットワークを強化する3rd stage recoveryに依拠した装具療法の展開と考えている．治療用装具とは違い歩行・ADLが安定する装具を使用し，運動課題としては平地歩行のみならず，障害物の回避や段差・坂道，屋外の不整地や車道側に傾斜した歩道など生活環境で必要となる様々な場面を想定して応用的な歩行トレーニングを進める．様々な運動課題をランダムに遂行していくことが生活場面における歩行能力の汎化につながるため，訓練時のみならず看護師など病棟スタッフとも協力し病棟生活場面で積極的に短下肢装具を装着してADLを遂行していくことも重要なポイントになる[13]．

AFOにおける足継手の選択に関して考える．AFOの効果としては初期接地における踵接地を達成すること，立脚期における膝，足関節の運動を制御すること，遊脚期におけるトウ・クリアランスを確保することなどが示されている[14]．AFOの足継手には多くの種類があり臨床現場では上記のような効果を達成するために，どのような足継手を選択し，どのような設定で使用するのかを難渋することも多い．足継手の選択で制御できるのは足関節矢状面のコントロールであり，足関節の底屈と背屈をコントロールする．底屈方向の制御には「制限」と「制動」があり底屈制動機能を有した足継手を使用する場合は荷重応答期における前脛骨筋の遠心性収縮を足継手の制動機能により代償することで足関節と膝関節の制御を行っている．しかしながら足継手の底屈制動力では制御ができず麻痺側立脚期の反跳膝などを認める場合は底屈制限により足関節，膝関節の制御を行うことになる．可能であれば評価用装具を着用して，歩行時の下腿三頭筋と前脛骨筋の表面筋電を計測する．同時収縮や持続収縮など異常な筋収縮のパターンが改善，拮抗筋としてon/offを認めるようであれば底屈制動機能を有した足関節継手の適応と考える．背屈方向の制御には「遊動」，「制限」，「制動」があり立脚期に過剰に下腿が前傾し膝折れ傾向などを認める場合は背屈方向の「制限」，「制動」を考える．下腿の過度な前傾がなければ足関節は「遊動」として立脚中期以降の生理的な下腿の前傾を

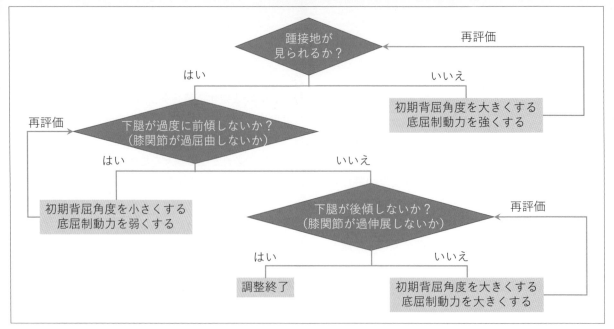

図 6. 初期接地・荷重応答期の観察による装具の調整

（文献 15 より引用）

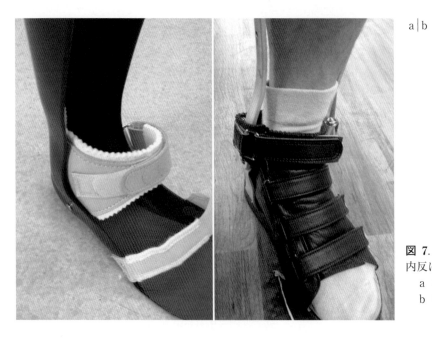

a|b

図 7.
内反に対する装具での対応
　a：足関節ベルト出し
　b：T ストラップの使用

妨げないようにする．実際の足継手の調整に関しては初期接地から荷重応答期を観察し初期背屈角度の設定や制動力の調整を行っていく．調整のフローチャートを図 6 に示す．

脳卒中患者に多くは内反尖足を呈し，矢状面だけでなく，前額面における内反コントロールも重要になる．AFO における内反コントロールの方法としては DU-AFO（double upright AFO）であ

ればT ストラップによる内反の矯正や PAFO（plastic AFO）などではカフベルトの内出しなどにより内反を制御することができる（図 7）．また claw toe などを認める場合はインヒビターバーにより足趾の制御を行う（図 8）．

2．上肢装具

1）肩装具

脳卒中片麻痺患者に対するリハビリテーション

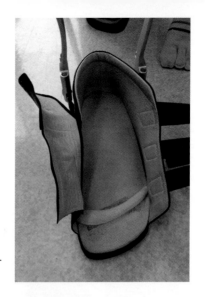

図 8.
Claw toe に対するインヒビターバー

表 3. 肩装具の分類と特徴

	長 所	短 所
肘屈曲位支持型	• 装着が容易 • 支持力が高い	• 不良肢位での拘縮を生じるリスクあり
肘伸展位支持型	• 不良肢位を起こしにくい • 肘関節の自由度は制限しないため拘縮リスクは低い	• 装着が複雑 • カフにより懸垂するため血行障害のリスクあり

治療において三角巾や肩装具着用は肩関節亜脱臼に伴う肩の疼痛や肩手症候群の予防のためにすすめられてきた[16]. 一般的には急性期のリハビリテーション治療において三角巾が使用されることが多く, 必要に応じて回復期リハビリテーション病棟で肩装具が処方される. 肩装具は三角巾と同様に肘を屈曲位で保持するアームスリングなどの

肘屈曲位支持型があるが, 近年は肘関節を伸展位で保持する肘伸展位支持型のオモニューレクサプラス® などもある. 肘屈曲位支持型の肩装具は装着が容易であること, 前腕を支持することで上肢の重みを軽減し肘頭を上方に持ち上げることで亜脱臼を整復し強固な支持力が得られることが特徴である. その一方, 肘は屈曲位, 上腕骨は内転,

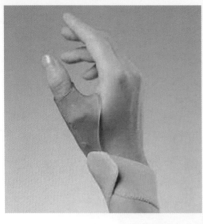

図 9.
前腕・手指装具
a：CM バンド
b：短対立装具
c：手関節固定装具
d：スパイダースプリント
（中村ブレイス株式会社 HP より引用）

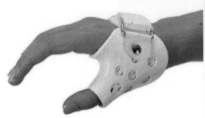
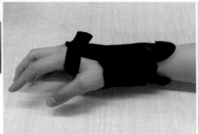
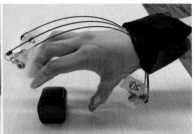

内旋位で固定されるため不良肢位での拘縮を生じるリスクがある．肘伸展位支持型の肩装具は装着が複雑で上腕や前腕をカフにより懸垂するため血行障害に注意が必要であるが，不良肢位を起こしにくく肘関節の自由度は制限しないため拘縮リスクは低い．それぞれの長所・短所を表 3 にまとめる．

肩装具は一般的にリハビリテーション治療に使用されているが，使用期間や使用対象を適切に判断しなければ拘縮や疼痛の増悪などにつながる可能性も否定できないため注意が必要である．麻痺が軽症で関節の分離運動が可能な場合は肩装具が不要であることが多いが，軽症であっても肩甲帯の下制や肩関節の疼痛などあれば症状の緩和につながる．また麻痺が重度で肩関節の亜脱臼を認める場合は装着を継続していくことも必要になる[17]．

2）手指対立装具

脳卒中片麻痺患者に対する手指を中心とした装具療法では手指対立装具などの役割は重要である．脳卒中片麻痺患者の多くは痙縮を認め，上肢は屈筋優位に筋緊張の亢進を認める．そのため手部はにぎり拳状変形をきたし，十分なケアがなければ屈曲拘縮に至り手掌の清潔を維持することが困難になる．また爪を切ることも困難となり放置

すると爪が手掌に食い込み，褥瘡や感染につながることもある．痙縮，拘縮に対しては最終関節可動域での持続伸張が改善に効果的であり，手関節手指持続伸展装具（図 9）により手関節・手指を持続伸張，母指と示指の間のウェブスペースを確保し母指を対立位に保持させ痙縮の軽減を図る．また訓練場面でも手指の機能を代償し指の伸展・つまみ・把持動作などの随意運動を改善するために装具を使用する．CM バンドや短対立装具などは手関節を固定せずに母指を他の指に対して対立位に保持し，つまみ動作や把持動作を可能とするための装具である．スパイダースプリントは手指の伸展機能の補助を目的とした装具であり（図 9），形状記憶ワイヤーの弾性が手指伸展を補助することで把持動作を実現する．

その他指の対立位を保持して関節の固定，つまみ動作や把持動作を可能とする長母指対立装具や手関節固定装具など（図 9）も使用される．それぞれの適応に関しては猪狩により手指の分離運動の確認事項とともにフローチャートが示されているので参考になる（図 10）[18]．

おわりに

脳卒中片麻痺患者に対する装具療法では様々な

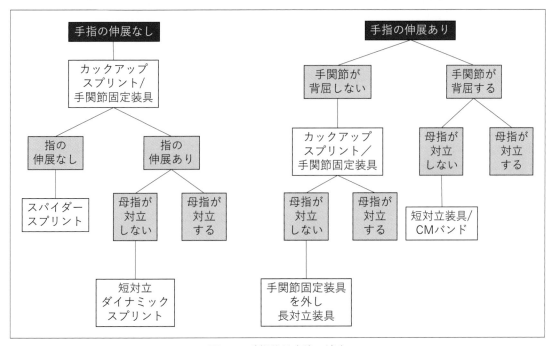

図 10. 手指装具療法の適応

（文献 18 より引用改変）

装具の選択に迷うことも多い，重要なポイントは装具療法の目的であり，治療のための装具なのか，機能を代償し生活を安定させる装具なのかを明確に判断し，患者の病態に合わせて選択をしていく．また装具は脳卒中片麻痺患者の活動と参加を担保している重要なツールである．そのため装具そのものの経年劣化や身体変化に対応した装具のメンテナンスを可能とする地域のフォローアップ体制の構築が課題になっている．

装具療法は機能改善を図るための治療，生活を安定させるための機能代償，装具ユーザーが装具を適切に使用継続できるように支援するための地域のフォローアップ体制も含めて更なる議論を重ねる必要がある．

文　献

1) 日本脳卒中学会 脳卒中治療ガイドライン委員会：脳卒中治療ガイドライン 2021，p265，協和企画，2021.

2) 勝谷将史：装具療法概論．阿部浩明，大畑光司（編）．脳卒中片麻痺者に対する歩行リハビリテーション，pp42-47，メジカルビュー，2016.

3) Tyson SF, et al：Effects of an ankle-foot orthosis on balance and walking after stroke：a systematic review and pooled meta-analysis. *Arch Phys Med Rehabil*, **94**(7)：1377-1385, 2013.

4) 才藤栄一ほか：運動学習理論(2)運動学習からみた装具—麻痺疾患の歩行練習において—．総合リハ，**38**：545-550，2010.

5) 原 寛美．脳卒中運動麻痺回復可塑性理論とステージ理論に依拠したリハビリテーション．脳神外ジャーナル，**21**(7)：516-526，2012.

6) 日本脳卒中学会 脳卒中治療ガイドライン委員会：脳卒中治療ガイドライン 2021，pp48-49，協和企画，2021.

7) Moriki T, et al：Sitting position improves consciousness level in patients with cerebral disorders. *Open J Therapy Rehabil*, **1**(1)：1-3, 2013.

8) Veerbeek JM, et al：Is accurate prediction of gait in nonambulatory stroke patients possible within 72 hours poststroke? The EPOS study. *Neurorehabil Neural Repair*, **25**(3)：268-274, 2011.

9) Christensen LO, et al：Transcranial magnetic stimulation and stretch reflexes in the tibialis anterior muscle during human walking. *J Physiol*, **531**(Pt2)：545-557, 2001.

10) 河島則天：歩行運動における脊髄神経回路の役

割. 国リハ研紀, **30**：9-14, 2010.

11) 栗田慎也, 髙橋忠志：急性期病院での長下肢装具の作製が脳卒中片麻痺患者の回復期リハビリテーション病棟退院時の歩行能力に与える効果―多施設の回復期リハビリテーション病棟のデータより―. 理学療法科学, **36**(1)：41-45, 2021.

12) 大畑光司：【特集/脳卒中片麻痺患者の装具と運動療法】Gait Solution 付短下肢装具による脳卒中片麻痺の運動療法とその効果. 理療ジャーナル, **45**(3)：217-224, 2011.

13) 岩澤尚人：訓練時間外での装具の使い方① 大村優慈(編), 勝谷将史(監), 脳卒中リハ装具活用実践レクチャー, 82-109, メジカルビュー, 2018.

14) Tyson SF, et al：A systematic review and meta-analysis of the effect of an ankle-foot orthosis on gait biomechanics after stroke. *Clin Rehabil*, **27**(10)：879-891, 2013.

15) 田中惣治：足関節(足継手)調整の考え方. 松田雅弘, 遠藤正英編, 脳卒中の装具のミカタ, pp90-103, 医学書院, 2021.

16) 日本脳卒中学会 脳卒中治療ガイドライン委員会：脳卒中治療ガイドライン 2015, 299-300, 協和企画, 2015.

17) 高木治雄：上肢装具. 松田雅弘, 遠藤正英編, 脳卒中の装具のミカタ, 154-162, 医学書院, 2021.

18) 猪狩もとみ：痙縮に対する装具療法の最近の知見〜上肢装具を中心に〜. バイオメカニズム会誌, **42**(4)：231-236, 2018.

MB Med Reha **No.282**：**79-83**, 2022

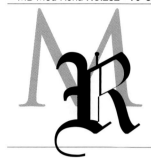

特集／脳血管障害の片麻痺患者へのリハビリテーション治療マニュアル

脳卒中リハビリテーション患者の栄養管理

百崎　良[*1]　加藤佑基[*2]

Abstract　脳卒中リハビリテーション患者には低栄養の合併が多く見られる．低栄養は脳卒中患者のトレーナビリティーを低下させるため，適切な栄養評価が必要となる．低栄養の診断基準である GLIM 基準においては低栄養の原因評価が必須となっており，適切な栄養管理方針を決定するためには栄養の IN/OUT バランスのアセスメントが重要である．脳卒中に対する強化型栄養療法は ADL を有意に改善させるため，積極的な栄養管理が必要である．脳卒中患者には糖尿病や高血圧，慢性腎不全など食事制限が必要な併存疾患の合併がしばしば見られる．併存疾患の管理より低栄養の改善を優先した方が，最終的な健康寿命延長に寄与する場合もあり得るため，一般的な栄養療法に固執せず，優先順位を加味した総合的な判断が必要となる．

Key words　低栄養(malnutrition)，サルコペニア(sarcopenia)，脳卒中(stroke)

はじめに

　低栄養とは栄養のバランスが負に傾き，体組成変化と健康障害に対する脆弱性を呈した状態である．入院リハビリテーション患者において，低栄養の合併がしばしば経験される．リハビリテーション患者に低栄養の合併が多い，1つの説明としてはリハビリテーションが必要となった原疾患そのものによって栄養障害が引き起こされたとするものがある．また元々低栄養状態があり，それがリハビリテーションを必要とする状況を誘起したということが考えられる．脳卒中患者において低栄養の合併はトレーナビリティーを低下させるため，リハビリテーションの効果向上のためにも低栄養リハビリテーション患者に対する栄養サポートは重要である．脳卒中治療ガイドライン 2021 には「脳卒中患者の栄養状態を評価して，十

分なエネルギーを投与することは妥当である(推奨度 B，エビデンスレベル低)」，「日常生活動作を向上させるために，必須アミノ酸の投与を行うことは妥当である(推奨度 B，エビデンスレベル中)」と記載されている[1]．

栄養状態の評価

　低栄養の国際的診断基準である GLIM(global leadership inishiative on malnutrition)基準のアルゴリズム[2]には低栄養スクリーニング，現症と病因のアセスメントによる低栄養診断，重症度判定，病因分類が含まれている(**図 1**)．低栄養のスクリーニングには MNA-SF(mini nutritional assessment-short form)などの妥当性の確認されたスクリーニングツールを使用する必要がある．現症のアセスメントには体重減少，低体重だけでなく，DXA(dual energy X-ray absorptiometry)

[*1] Ryo MOMOSAKI，〒 514-8507 三重県津市江戸橋 2-174　三重大学大学院医学系研究科リハビリテーション医学分野，教授

[*2] Yuki KATO，同，医員

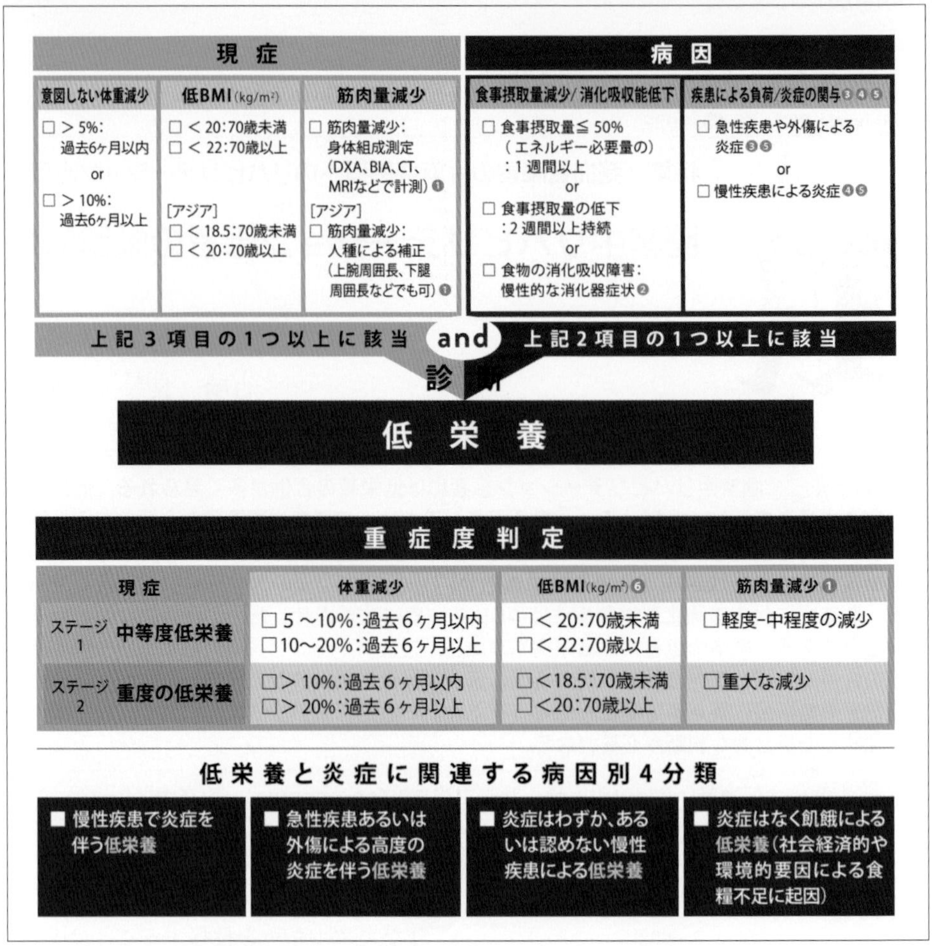

図 1. 国際的な低栄養の診断基準（GLIM 基準）

現症

意図しない体重減少
- □ > 5%：過去6ヶ月以内
  or
- □ > 10%：過去6ヶ月以上

低BMI（kg/m²）
- □ < 20：70歳未満
- □ < 22：70歳以上

[アジア]
- □ < 18.5：70歳未満
- □ < 20：70歳以上

筋肉量減少
- □ 筋肉量減少：身体組成測定（DXA、BIA、CT、MRIなどで計測）❶

[アジア]
- □ 筋肉量減少：人種による補正（上腕周囲長、下腿周囲長などでも可）❶

病因

食事摂取量減少/消化吸収能低下
- □ 食事摂取量 ≦ 50%（エネルギー必要量の）：1週間以上
  or
- □ 食事摂取量の低下：2週間以上持続
  or
- □ 食物の消化吸収障害：慢性的な消化器症状❷

疾患による負荷/炎症の関与❸❹❺
- □ 急性疾患や外傷による炎症❸❺
  or
- □ 慢性疾患による炎症❹❺

上記 3 項目の 1 つ以上に該当 and 上記 2 項目の 1 つ以上に該当

診断

低 栄 養

重 症 度 判 定

現症	体重減少	低BMI(kg/m²)❻	筋肉量減少❶
ステージ1 中等度低栄養	□ 5～10%：過去6ヶ月以内 □ 10～20%：過去6ヶ月以上	□ < 20：70歳未満 □ < 22：70歳以上	□ 軽度-中程度の減少
ステージ2 重度の低栄養	□ > 10%：過去6ヶ月以内 □ > 20%：過去6ヶ月以上	□ < 18.5：70歳未満 □ < 20：70歳以上	□ 重大な減少

低 栄 養 と 炎 症 に 関 連 す る 病 因 別 4 分 類

- ■ 慢性疾患で炎症を伴う低栄養
- ■ 急性疾患あるいは外傷による高度の炎症を伴う低栄養
- ■ 炎症はわずか、あるいは認めない慢性疾患による低栄養
- ■ 炎症はなく飢餓による低栄養（社会経済的や環境的要因による食糧不足に起因）

図 1. 国際的な低栄養の診断基準（GLIM 基準）
（https://nutritionmatters.jp/common/pdf/disease/ENH190116CDS_GLIM.pdf より引用）

法や BIA（bioelectrical impedance analysis）法を用いた筋肉量の減少の評価が加えられている．病因の評価には栄養の IN/OUT バランスのアセスメントが必要とされている．体重減少，低体重，筋肉量減少の程度により重症度が判定され，最終的に 4 つの病因に分類される．病因分類は炎症による栄養状態の悪化に着目したものであり，リハビリテーションの強度や内容を検討するうえで大いに参考となる分類である．

妥当性の確認されている栄養スクリーニングツールとしては MNA-SF，MUST（malnutrition universal screening tool），NRS（nutritional risk screening）-2002 などが挙げられる．MNA-SF は高齢者を対象とした評価尺度で，食事摂取量，体重減少，BMI（body mass index），疾病の状態，精神状態などから栄養状態を評価するものである（**表 1**）．MUST は BMI，体重減少と急性疾患の有無にて栄養状態を評価する簡便なものである（**表 2**）．MUST は GLIM 基準と構成概念がかなり近しく，GLIM 基準との親和性が高い．その他，低栄養のリスクを評価する栄養リスク尺度として GNRI（geriatric nutritional risk index）や CONUT（controlling nutritional status）などが挙げられる．GNRI は高齢者を対象に開発された評価尺度で，14.89× 血清アルブミン（g/dL）+ 41.7×（現体重（kg）/理想体重（kg））と算出される．CONUT は血清アルブミン，総リンパ球数，総コレステロールの採血結果から栄養状態を判定するツールである（**表 3**）．なお，血清アルブミンは炎症を反映するものであり，栄養状態そのものを反映するものではない．アメリカの静脈経腸栄養学会から発表されたポジションペーパーでも，

表 1. MNA-SF（mini nutritional assessment-short form）

A　食事量減少
　0＝著しい食事量の減少
　1＝中等度の食事量の減少
　2＝食事量の減少なし
B　体重減少
　0＝3 kg 以上の減少
　1＝わからない
　2＝1～3 kg の減少
　3＝体重減少なし
C　歩行能力
　0＝寝たきりまたは車椅子を常時使用
　1＝車椅子を離れられるが，外出はできない
　2＝自由に歩いて外出できる
D　急性疾患
　0＝あり 2＝なし

E　神経・精神的問題
　0＝強度認知症またはうつ状態
　1＝中程度の認知症
　2＝精神的問題なし
F1　BMI
　0＝BMI が 19 未満
　1＝BMI が 19 以上，21 未満
　2＝BMI が 21 以上，23 未満
　3＝BMI が 23 以上
　（BMI 測定困難な場合は F2 で代用可）
F2　ふくらはぎの周囲長(cm)
　0＝31 cm 未満
　3＝31 cm 以上

合計得点(0～7：低栄養，8～11：低栄養リスクあり，12～14：低栄養なし)

表 2. MUST（malnutrition universal screening tool）

① BMI	＞20	18.5～20	＜18.5
スコア 1	0	1	2
② 体重減少(過去 3～6 か月間)	＜5％	5～10％	＞10％
スコア 2	0	1	2
③ 急性疾患(栄養摂取障害あり)	なし		あり
スコア 3	0		2
トータルスコア **(スコア 1＋2＋3)**	**低リスク** **(0)**	**中リスク** **(1)**	**高リスク** **(2～)**

表 3. CONUT（controlling nutrition status）

血清アルブミン(g/dl)	3.5 以上	3.00～3.49	2.50～2.99	2.5 未満
① ALB スコア	0	2	4	6
総リンパ球数(/μl)	1600 以上	1200～1599	800～1199	800 未満
② TLC スコア	0	1	2	3
総コレステロール(mg/dl)	180 以上	140～179	100～139	100 未満
③ T-cho スコア	0	1	2	3
CONUT 値 **(①＋②＋③)**	**正常** **(0～1)**	**軽度異常** **(2～4)**	**中等度異常** **(5～8)**	**高度異常** **(9～12)**

血清アルブミンは低栄養のリスク評価に使えるが，低栄養の診断には使用すべきでないことが記載されている[3]．

栄養管理方法

　脳卒中に対する強化型栄養療法は ADL を有意に改善させることが報告されている[4]．脳卒中患者においても低栄養状態を放置したままレジスタンストレーニングや持久力訓練などの負荷が加わると代謝が亢進し，筋肉量が減少することがあり得る．脳卒中リハビリテーション患者に対しては訓練によるエネルギー消費量を考慮したエネルギー量を摂取する必要がある．最低限，基礎エネルギー消費量を上回るエネルギー量を投与しない限り積極的なリハビリテーションは困難である[5]．エネルギー量を多く投与することは，脳卒中患者のサルコペニア予防改善にも効果がある[6]．経口摂取が基本であるが，経口摂取が不十

分な場合は，静脈栄養や経管栄養などの補助栄養が必要となる．

ヨーロッパ臨床栄養代謝学会のエキスパートコンセンサスでは，基礎疾患を複数抱えた高齢者の総エネルギー消費量を推計する時には，現体重×27 kcal/日の計算式を用いるか，現体重×18〜20 kcal/日にストレス係数や活動係数をかけて推計する方法を薦めている[7]．また，高度の痩せを認める高齢者では現体重×30 kcal/日が推奨されている．

たんぱく質は骨格筋を作る材料になる栄養素であることから，低栄養対策には重要である．現状を維持するためには，現体重×1.0〜1.2 g/日のたんぱく質摂取が必要であり，低栄養高齢者で栄養状態を改善するためには，現体重×1.2〜1.4 g/日を目標値として設定する．また，慢性疾患や急性疾患にて筋たんぱく質の異化が進むような病態がある場合は，筋量減少を防ぐために現体重×1.2〜1.4 g/日が必要である．ビタミン D が欠乏していれば，補充を検討しても良い．胃瘻患者においては，液体栄養剤より半固形栄養剤を使用した方が十分な訓練時間を確保できる場合がある．

急性炎症を有する場合には異化期か同化期かによってエネルギー必要量が異なる．異化期の場合には内因性エネルギーを考慮し，1日エネルギー摂取量は 6〜25 kcal/kg と控えめにする．同化期に移行し筋肉量の改善が期待できる場合には，侵襲程度に応じたストレス係数を考慮し，エネルギー蓄積量（200〜750 kcal）を加味したエネルギー必要量とする．炎症が慢性化し悪液質により徐々に栄養状態が悪化する可能性がある場合には，炎症と栄養状態の継続的なモニタリングが必要である．慢性炎症の場合は発熱が見られないことも多く，CRP などで炎症のフォローアップを行う．またどのような場合においても推定される必要エネルギー量はあくまで目安であり，低栄養患者における栄養状態の再評価は必須である．栄養状態のフォローアップには採血検査とともに体重

や上腕周囲長，皮下脂肪厚の計測などといった身体測定が有効である．

脳卒中リハビリテーション患者では糖尿病や高血圧など食事制限が必要な併存疾患の合併がしばしばみられ，基本的には併存疾患のコントロールを考慮した栄養療法が必要である．しかし，高齢リハビリテーション患者においては併存疾患のコントロールと低栄養の管理が両立しない場合もある．日本腎臓病学会が発表した「サルコペニア・フレイルを合併した保存期 CKD の食事療法の提言」には「サルコペニアを合併した CKD ステージ G3〜G5 では，たんぱく質制限の緩和を検討する症例がある．サルコペニアを合併した CKD ステージ G3 では，たんぱく質制限を緩和する場合は 1.3 g/kgBW/日が上限の目安と考えられる．」と書かれている[8]．併存疾患の管理より低栄養の改善を優先した方が，健康寿命延長に寄与する場合もあり得るため，一般的な栄養療法に固執せず，優先順位を加味した総合的な判断が必要となる．

また栄養サポートチーム（nutrition support team；NST）のような多職種による包括的アプローチも有効である[9]．NST の活動内容は施設によって様々であるが，週1回の回診などを通して，入院患者の栄養障害を系統的に評価し，適切な栄養療法を提言する．NST の効果として栄養状態の改善，合併症の減少，在院日数の短縮，医療費の削減などが報告されている．

文　献

1) 松野悟之：脳卒中治療ガイドライン 2021 におけるリハビリテーション領域の動向．理療学，**37**（1）：129-141，2022.
2) Cederholm T, et al：Diagnostic criteria for malnutrition—An ESPEN Consensus Statement. *Clin Nutr*, **34**：335-340, 2015.
   Summary　国際的な低栄養の診断基準である GLIM 基準を示した報告である．
3) Evans DC, et al：The Use of Visceral Proteins as Nutrition Markers：An ASPEN Position Paper.

Nutr Clin Pract, **36**：22-28, 2021.

Summary 血清アルブミンは低栄養の診断に使用すべきでないことを記載したアメリカの静脈経腸栄養学会のポジションペーパー.

4) Nishioka S, et al：Clinical practice guidelines for rehabilitation nutrition in cerebrovascular disease, hip fracture, cancer, and acute illness：2020 update. *Clin Nutr ESPEN*, **43**：90-103, 2021.

5) Nishiyama A, et al：Energy Intake at Admission for Improving Activities of Daily Living and Nutritional Status among Convalescent Stroke Patients. *Neurol Med Chir*, **59**(8)：313-320, 2019.

6) Yoshimura Y, et al：Stored Energy Increases Body Weight and Skeletal Muscle Mass in Older, Underweight Patients after Stroke. *Nutri-*ents, **13**(9)：3274, 2021.

7) Gomes F, et al：ESPEN guidelines on nutritional support for polymorbid internal medicine patients. *Clin Nutr*, **37**(1)：336-353, 2018.

8) 日本腎臓学会：サルコペニア・フレイルを合併した保存期CKDの食事療法の提言. 日腎会誌, **61**：525-556, 2019.

Summary サルコペニアを合併した CKD では, たんぱく質制限の緩和を検討する症例があると提言されている.

9) Sakai T, et al：Nutrition Support Team Intervention Improves Activities of Daily Living in Older Patients Undergoing In-Patient Rehabilitation in Japan：A Retrospective Cohort Study. *J Nutr Gerontol Geriatr*, **36**(4)：166-177, 2017.

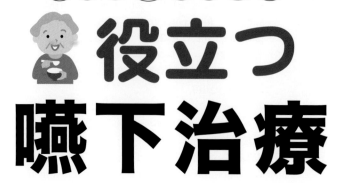

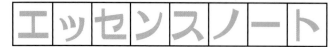

好評書籍

完全側臥位などの手法を、
イラストや写真で解説！

▶詳細は弊社 HP へ

編著 **福村直毅** 社会医療法人健和会健和会病院,
健和会総合リハビリテーションセンター長

A5 判　全 202 頁　定価 3,630 円（本体 3,300 円＋税）
2015 年 11 月発行

嚥下障害治療に医師、看護・介護、歯科、言語聴覚士、栄養科など様々な視点からアプローチ！

超高齢社会を迎え、医療・看護・介護の現場で今後ますます必要とされる嚥下治療。本書は、嚥下障害の定義、咽頭・喉頭の構造、誤嚥のメカニズムなどの医学的な基礎を踏まえ、実際の検査や治療、日々のケアまで具体的に解説しました。食事介助、歯科診療、嚥下訓練、栄養管理など、各職種の専門性を活かしたチーム医療を進めるうえで知っておきたい知識も満載。
嚥下治療に関わるすべての方々のための実践書です。

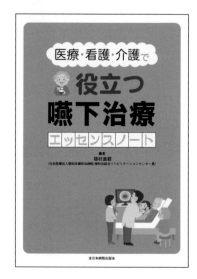

CONTENTS

全日本病院出版会　〒113-0033 東京都文京区本郷 3-16-4　Tel:03-5689-5989
www.zenniti.com　Fax:03-5689-8030

MB Med Reha **No.282**：**85-91**, 2022

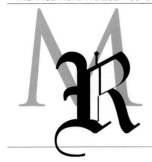

特集／脳血管障害の片麻痺患者へのリハビリテーション治療マニュアル

脳卒中片麻痺に対する反復性経頭蓋磁気刺激（rTMS）

佐々木信幸*

Abstract　反復性経頭蓋磁気刺激（rTMS）は頭表のコイルから非侵襲的に脳内局所を刺激する技術であり，被刺激部位の神経活動性を賦活する高頻度 rTMS（HF-rTMS）と抑制する低頻度 rTMS（LF-rTMS）がある．脳卒中片麻痺では左右大脳を互いに抑制し合う大脳半球間抑制（IHI）のアンバランスにより，病巣側の活動性低下のみならず非病巣側の過活動が生じる．病巣側への HF-rTMS および非病巣側への LF-rTMS は，このアンバランスを是正し麻痺の改善に有利に働くと考えられている．これまでの多くの研究により，rTMS が片麻痺の改善に有効であることは十分認められているものの，その不均一性の高さが問題とされる．そもそもバリアンスの高い脳卒中患者を対象に，rTMS の刺激頻度や強度，併用する他の治療などプロトコルのばらつきが大きく，一定の効果度が示されにくいのが現状である．神経生理学・生化学的な作用機序の証明を進めつつ，プロトコルを統一した大規模 RCT の蓄積が期待される．本稿では実際の rTMS 手技についても紹介する．

Key words　反復性経頭蓋磁気刺激（repetitive transcranial magnetic stimulation），脳卒中（stroke），リハビリテーション（rehabilitation），片麻痺（hemiparesis）

反復性経頭蓋磁気刺激（rTMS）

1．非侵襲的脳刺激法としての特徴

過去には脳は可塑性のない組織と考えられていたため，脳卒中リハビリテーション治療の中心は残存機能の最大限利用にあった．しかし近年では脳は可塑性のある組織と考えられており[1]，より根本的な障害の改善に向けた積極的なリハビリテーション治療，ニューロリハビリテーションが発展している．その中心的役割を担う1つが，この反復性経頭蓋磁気刺激（repetitive transcranial magnetic stimulation；rTMS）である．

脳を非侵襲的に刺激する技術は古くから研究されており，臨床的に最も有名な脳刺激法は1930年代から精神科領域で用いられている電気けいれん療法（electro-convulsive therapy；ECT）であろう．両こめかみにあてた電極から前頭部を刺激す

ることで種々の精神症状を改善させるものであり，経験則から発案された治療法ではあるものの，近年では脳由来神経栄養因子（brain-derived neurotrophic factor；BDNF）への影響など，その機序に対するエビデンスも蓄積されてきている[2]．しかし電気抵抗の高い骨組織に包まれた脳内を刺激するためには，麻酔薬や筋弛緩薬などの前処置も要すほどの強力な通電が必要である．つまり ECT は前頭部を全体的に刺激するような手法であり，局所刺激は原理上不可能である．

一方で rTMS が刺激に用いるのは，頭表に設置したコイルから発生する磁気である．ファラデーの電磁誘導の法則で知られるように，コイルに電気を流すとそれに直交する磁気が発生し，その磁気が変動すれば遠隔部位に磁気と直交しコイルとは逆向きの渦電流（フーコーの eddy current）が発生する（**図1**）．MRI と同じく磁気は容易に頭蓋骨

---

* Nobuyuki SASAKI，〒 216-8511　神奈川県川崎市宮前区菅生 2-16-1　聖マリアンナ医科大学リハビリテーション医学講座，主任教授

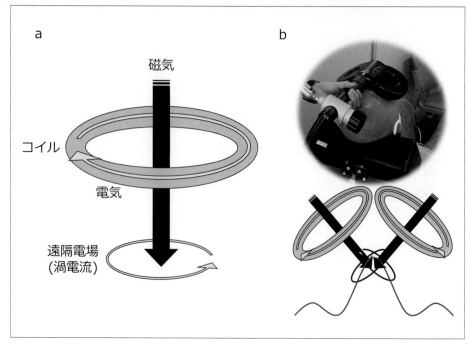

図 1. rTMS の原理
a：コイルに電気を流すとそれに直交する磁気が生じ，それが離れた場所にコイルと逆向きの渦電流を発生させる．これにより頭蓋外から脳神経を刺激する．
b：2つのコイルを斜めに組み合わせたダブルコーンコイル．渦電流を組み合わせることにより，刺激の局所性や深度を変えることができる．（文献9より改変引用）

を通過するため，最小限の刺激で上肢運動野のみといった脳内局所刺激が可能であり，その刺激痛も ECT とは比較にならないほど軽微である．

このように rTMS は極めて安全性の高い非侵襲的脳刺激法と言えるが，MRI と同様に金属物や刺青を有す対象への適用にはその部位や種類に応じて制限が生じる．ただし，本邦のガイドライン[3]では刺激部位に近接する金属（人工内耳・磁性体クリップ・深部脳刺激や迷走神経刺激などの刺激装置）や心臓ペースメーカーは絶対禁忌に該当するが，国際的ガイドラインではその近くでコイルを起動させないようにといった相対禁忌の扱いである．また，大脳皮質に強制的な発火を促す性質上，てんかんや痙攣発作の既往・リスク保有者は相対禁忌の扱いである[4]．

2．刺激頻度による効果と治療的利用

今日の rTMS の基礎となる技術が開発された当時，その目的は脳局所機能の検査・研究であった[5]．しかしその過程で，刺激を反復することで被刺激部位の神経活動性が変化する性質，そして

その変化が刺激反復頻度によって異なる性質が発見されると，この技術の治療的価値に対する視点が加わり，今日のニューロリハビリテーション領域における盛んな研究につながっている．

脳神経局所は 5 Hz 以上の高頻度 rTMS（high frequency rTMS；HF-rTMS）で刺激されると賦活され，1 Hz 以下の低頻度 rTMS（low frequency rTMS；LF-rTMS）で刺激されると抑制される[6]．脳神経は様々な賦活系・抑制系の神経連絡により機能を発揮するが，rTMS はこれら両方の作用を有すため，様々な脳由来症状に対応可能なのである．なお rTMS の発展型として，50 Hz で 3 連発のバースト刺激を 200 ms おきに繰り返す抑制性の continuous theta burst stimulation（cTBS），2秒間の10バースト刺激と8秒間のインターバルを交互に繰り返す賦活性の intermittent theta burst stimulation（iTBS）といった脳のシータ波を模倣した刺激手法もあるが[7]，本稿では cTBS は LF-rTMS，iTBS は HF-rTMS と同列に扱う．

ただし2022年6月現在，本邦で保険適用が認め

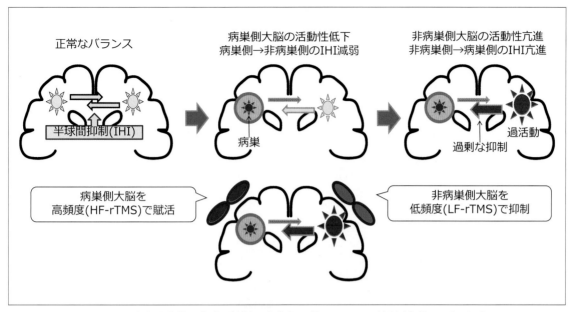

図 2. 脳卒中発症後の半球間抑制の変化と 2 種の rTMS の適用（文献 9 より引用）

られているのは NeuroStar®（Neuronetics, inc. 米国）を用いたうつ病に対する rTMS のみである．本特集の扱う脳卒中を含め，その他の疾患・病態に対する治療目的の利用には未承認医療機器を用いた医療行為に対する認可が必要であるし，研究目的の利用においても特定臨床研究法の範疇かどうかといった注意が必要である．

脳卒中片麻痺に対する rTMS の適用

1．大脳半球間抑制と 2 種の rTMS

前述の通り脳は様々な賦活系・抑制系により機能するが，中でも重要なのが左右大脳における最大の抑制系，大脳半球間抑制（interhemispheric inhibition；IHI）である[8]．左右大脳は互いを IHI により抑制し合っており，例えば左大脳が右上肢を動かそうとする時，右大脳はその左大脳の活動を抑える．これは車がアクセルとブレーキを組み合わせてロケットスタートしたり細い曲がり角を器用に走り抜けたりするのと同様であり，人間の素早い動作や細かな動作に不可欠なシステムである．

ここで片側大脳に病巣が生じるとどうなるであろうか．例えば右大脳に病巣が生じれば右大脳全体の活動性が低下するために，右大脳から左大脳を抑制する IHI は減弱し，左大脳は過活動状態に

なる．そのため左大脳から右大脳を抑制する IHI は過剰となり，右大脳の活動性は更に抑え込まれることになる．この状態に対し，右大脳を HF-rTMS を用いて賦活するか，左大脳を LF-rTMS を用いて抑制すれば，左右の IHI のバランスは正常に近づき本来の脳機能を発揮しやすくなると考えられる（**図 2**）[9]．つまり脳卒中片麻痺に対しては，病巣側運動野を HF-rTMS で賦活するか，非病巣側運動野を LF-rTMS で抑制するのが一般的な rTMS の手法となる．

2．病巣側の賦活か，非病巣側の抑制か

ただし，これらの原理は十分に解明されたとは言えない．非病巣側への LF-rTMS で非病巣側の活動性低下と病巣側の活動性増加をともに認めた報告もあれば[10]，それぞれの刺激は適用した側の活動性のみを変化させるといった結果も報告されている[11]．恐らくは対象の罹患期間や病巣部位，評価方法などによっても変わることであり，不均一性の解消にはまだ時間を要すものと考えられる．メタアナリシスにおいても，脳卒中片麻痺にrTMS が有効であることは認めつつも，LF-rTMS が非病巣側活動性を低下させ病巣側活動性を増加させるのに対し，HF-rTMS は病巣側活動性増加にのみ効果を示すため LF-rTMS の方が有利であるとするものもあれば[12]，脳卒中の神経生

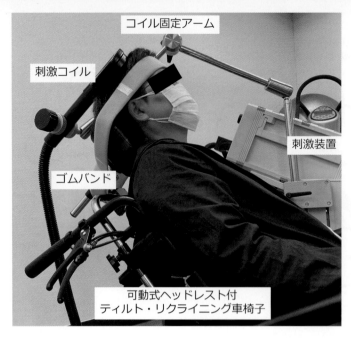

コイル固定アーム

刺激コイル

ゴムバンド

刺激装置

可動式ヘッドレスト付
ティルト・リクライニング車椅子

図 3.
実際の rTMS 施行の様子
コイルと頭部の位置関係がずれないように固定する．ヘッドレストはコイルに干渉しないように独立可動式のタイプが望ましい．座位姿勢が崩れないようにティルト機能付の車椅子が望ましい．

理学的影響は病巣側のみに存在し IHI の不均衡を示す証拠はないため，病巣側への HF-rTMS が有益であるとするものもある[13]．

なお非病巣側への LF-rTMS および病巣側への HF-rTMS をともに行う方法もあり，筆者はこれを bilateral rTMS(BL-rTMS)と命名している[14]．BL-rTMS には個々の rTMS 単独よりも高い効果が期待されるが，施行する順番には気をつける必要があるかもしれない．病巣側の賦活の後に非病巣側を抑制した場合は，非病巣側を抑制した後に病巣側を賦活した場合よりも効果が低かったという報告がある[15]．

また左右大脳で離れている上肢運動野と異なり，下肢運動野は病巣側・非病巣側が近接しているために打ち分けることがそもそも困難である．筆者は両側下肢運動野に均等に刺激が入るように，大脳縦裂直上から両下肢運動野を HF-rTMS で賦活している[16]．下肢機能は同側支配率の高い近位帯機能が重要であるため，両側とも賦活して問題はないと考えている．

実際の rTMS 施行手順

実施に際しては，禁忌に該当する状態がないことを確認した上で患者または家族の同意を得る．特に病巣側への HF-rTMS を適用する場合にはて

んかん発作の可能性について十分な説明が求められる．てんかんの既往がなくても急性期では大脳皮質全体におけるてんかん発生閾値が低下していることに留意する必要があり，大脳皮質に近い病巣，特に若年の脳出血ではてんかん発生リスクが高い[17]．

rTMS は基本的に刺激部位を決めて施行するものであるため，頭部が動いてしまっては意味がない．移乗が可能な患者であれば可動式ヘッドレストつきのリクライニング車椅子に座らせ，ヘッドレストに頭部をゴムバンドなどで固定する．LF-rTMS は施行時間も長いため，座位姿勢が崩れないようにティルト機能付きの車椅子が望ましい（図3）．急性期で車椅子に移乗が出来ず，かつ不穏などでじっとしていられないような患者の場合には施術者がコイルを手に持ちベッド上の患者の動きに合わせて適宜コイルを動かすしかないが，刺激部位がなるべくずれないようにコイルの位置を油性マーカーで頭表に記すなどの工夫をする．

ナビゲーションシステムがあれば患者の MRI の RAW データを取り込む，もしくは標準脳モデルを患者の頭形上に伸縮した上で，コイルと頭部の位置関係を割り出して目的の脳局所を正確に刺激することも可能である．そのような装置がなければ，頭表上で刺激強度を上下させつつコイルを

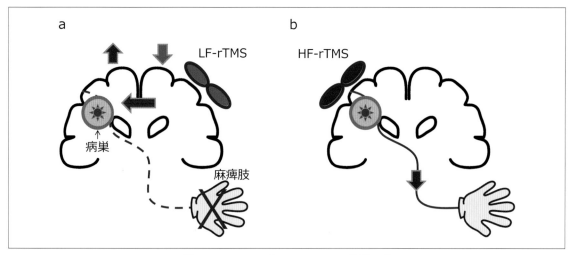

図 4. LF-rTMS と HF-rTMS の作用の差
a：LF-rTMS は非病巣側の活動性を低下させることで IHI を介して病巣側の活動性を増加させるものの，病巣側における錐体路司令を強制するものではない.
b：病巣側への HF-rTMS は病巣側の活動性を増加させつつ，そこから効果器までの錐体路司令を惹起する.

(文献 9 より引用)

少しずつずらしながら単発刺激を繰り返し，最小強度(resting motor threshold；RMT)で目的の運動(目視もしくは表面筋電図上)を最も誘導できた点を刺激部位として同定してもよい. 麻痺が強い場合には病巣側への HF-rTMS で目的の運動を誘導できないことも多い. その場合には非病巣側の刺激で非麻痺側の運動を誘導することで同定した部位の左右対象部位を刺激部位とする.

運動野刺激においては刺激強度を RMT 未満にするのが一般的である. RMT 以上の強度では運動が誘導されてしまうため，体動によりコイルの位置がずれやすくなるし，てんかん発生に気づきにくくなる恐れもある. 筆者は RMT の 80〜90% を刺激強度と定める場合が多い. なお LF-rTMS であればまず問題ないが，HF-rTMS ではコイルが熱を帯びやすい. 低温熱傷予防目的でコイルが一定の温度に達すると刺激が自動停止する設計になっているため，HF-rTMS を行う場合には一定の間隔でインターバルを設けるのが通常である. 筆者は 10 Hz の HF-rTMS では 10 秒間で 100 発の刺激の合間に 10〜20 秒間のインターバルを挟むようにしている.

今後の課題と展望

rTMS は本稿で説明したような片麻痺のみなら

ず，失語症やアパシー[18]などの高次脳機能障害，嚥下障害など様々な脳由来症状に対する有効性が報告されており，今後ますます発展が期待される分野である. しかし，前述の通りその機序に対するエビデンスは十分とは言えない. その阻害因子の 1 つとして，プロトコルのばらつきが挙げられる[19]. LF-rTMS・HF-rTMS といった大分類のみならず，その具体的な刺激頻度(Hz)や強度，刺激回数，併用する他のリハビリテーション治療などは報告によって多岐にわたり，そもそもの脳卒中患者の有する多様性と相まってシステマティックレビューを非常に困難にさせている. 事実，そのような質的要因からいくつかの RCT では効果についてネガティブな結論も導かれてしまっている[20].

筆者が特に重要と感じる要素は rTMS を適用する病期と効果機序である. rTMS は病期によらず有効であるものの，その効果度は急性期においてより高い[21]. そして急性期には HF-rTMS において脳梗塞病巣の進展を妨げたり，抗炎症・血管新生・神経成長に関わる因子の発現を強化したりする神経保護効果が報告されている[22]. LF-rTMS は IHI を介して病巣側活動性を高めるものの，その病巣側からの神経発火を強制するものではない(図 4-a). それに対して病巣側への HF-rTMS は

より直接的に運動野から運動器までの錐体路発火を強制するため（**図 4-b**），急性期における hebbian learning rule に基づく神経可塑性に作用しやすいと言えるかもしれない．

　まだ不明点は多いものの，rTMS は非常に安全性の高い非侵襲的脳刺激法である．まずは脳神経にどのように作用するかといった機序の証明を進めつつ，プロトコルを統一した大規模 RCT の蓄積が期待される．

文　献

1）Nudo RJ, et al：Neural substrates for the effects of rehabilitative training on motor recovery after ischemic infarct. *Science*, **272**(5269)：1791-1794. 1996.

2）Luan S, et al：Brain-derived neurotrophic factor blood levels after electroconvulsive therapy in patients with major depressive disorder：A systematic review and meta-analysis. *Asian J Psychiatr*, **51**：101983, 2020.

3）日本精神神経学会新医療機器使用要件等基準策定事業 rTMS 適正使用指針作成ワーキンググループ．平成 29 年度新医療機器使用用検討基準策定事業（反復経頭蓋磁気刺激装置）事業報告書．2018.
〔https://www.jspn.or.jp/uploads/uploads/files/activity/Guidelines_for_appropriate_use_of_rTMS.pdf〕（参照 2022-6-20）

4）中村元昭：反復経頭蓋磁気刺激（rTMS）療法の適正使用指針─背景にある考え方─．精神雑誌，**121**(5)：395-404，2019.
Summary　rTMS 適正使用におけるガイドラインについて簡潔にまとめられている．

5）Barker AT, et al：Non-invasive magnetic stimulation of human motor cortex. *Lancet*, **1**(8437)：1106-1107, 1985.

6）Butler AJ, et al：Putting the brain on the map：use of transcranial magnetic stimulation to assess and induce cortical plasticity of upper-extremity movement. *Phys Ther*, **87**(6)：719-736, 2007.
Summary　rTMS の基本原理や賦活・抑制作用などについて解説されている．

7）Blumberger DM, et al：Effectiveness of theta burst versus high-frequency repetitive transcranial magnetic stimulation in patients with depression（THREE-D）：a randomised non-inferiority trial. *Lancet*, **391**(10131)：1683-1692, 2018.

8）Reis J, et al：Contribution of transcranial magnetic stimulation to the understanding of cortical mechanisms involved in motor control. *J Physiol*, **586**(2)：325-351, 2008.

9）佐々木信幸：経頭蓋磁気刺激療法による運動麻痺へのアプローチ．*J Clin Rehabil*, **30**(6)：596-603，2021.

10）Du J, et al：Effects of repetitive transcranial magnetic stimulation on motor recovery and motor cortex excitability in patients with stroke：a randomized controlled trial. *Eur J Neurol*, **23**(11)：1666-1672, 2016.

11）Du J, et al：Effects of high- and low-frequency repetitive transcranial magnetic stimulation on motor recovery in early stroke patients：Evidence from a randomized controlled trial with clinical, neurophysiological and functional imaging assessments. *Neuroimage Clin*, **21**：101620, 2019.

12）Bai Z, et al：Effects of transcranial magnetic stimulation in modulating cortical excitability in patients with stroke：a systematic review and meta-analysis. *J Neuroeng Rehabil*, **19**(1)：24, 2022.
Summary　現在までの様々な rTMS 研究の成果についてのメタアナリシスである．

13）McDonnell MN, Stiner CM：TMS measures of motor cortex function after stroke：A meta-analysis. *Brain Stimul*, **10**(4)：721-734, 2017.

14）Sasaki N, et al：Bilateral high- and low-frequency rTMS in acute stroke patients with hemiparesis：a comparative study with unilateral high-frequency rTMS. *Brain Inj*, **28**(13-14)：1682-1686, 2014.

15）Wang CP, et al：Differential effect of conditioning sequences in coupling inhibitory/facilitatory repetitive transcranial magnetic stimulation for poststroke motor recovery. *CNS Neurosci*, **20**(4)：355-363, 2014.

16）Sasaki N, et al：High-frequency rTMS on leg motor area in the early phase of stroke. *Acta Neurol Belg*, **117**(1)：189-194, 2017.

17) 佐々木信幸. 回復期リハビリテーション病棟におけるてんかん発作. *MB Med Reha*, **250**：27-32, 2020.

18) Sasaki N, et al：The Efficacy of High-Frequency Repetitive Transcranial Magnetic Stimulation for Improving Apathy in Chronic Stroke Patients. *Eur Neurol*, **78**(1-2)：28-32, 2017.

19) Kim WJ, et al：Repetitive transcranial magnetic stimulation for management of post-stroke impairments： An overview of systematic reviews. *J Rehabil Med*, **52**(2)：jrm00015, 2020.

20) Dionísio A, et al：The Use of Repetitive Transcranial Magnetic Stimulation for Stroke Rehabilitation：A Systematic Review. *J Stroke Cerebrovasc Dis*, **27**(1)：1-31, 2018.

21) Xiang H, et al：The effect and optimal parameters of repetitive transcranial magnetic stimulation on motor recovery in stroke patients：a systematic review and meta-analysis of randomized controlled trials. *Clin Rehabil*, **33**(5)：847-864, 2019.

22) Caglayan AB, et al：Acute and Post-acute Neuromodulation Induces Stroke Recovery by Promoting Survival Signaling, Neurogenesis, and Pyramidal Tract Plasticity. *Front Cell Neurosci*, **13**：144, 2019.

Monthly Book
MEDICAL REHABILITATION

No. **236**
2019年5月
増刊号

好評増刊号

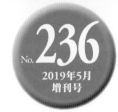

脳卒中
リハビリテーション医療 update

編集企画／**佐伯 覚**（産業医科大学教授）

182 頁 定価 5,500 円（本体 5,000 円＋税）

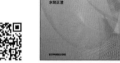

脳卒中のリハビリテーション医療の「今」がこの一冊で丸わかり！
update に最適な一冊です！

目 次

（株）全日本病院出版会

各誌目次がご覧いただけます！
www.zenniti.com

〒 113-0033　東京都文京区本郷 3-16-4　　電話（03）5689-5989　　FAX（03）5689-8030

輝生会がおくる！

好評

リハビリテーションチーム研修テキスト

―チームアプローチの**真髄**を理解する―

2022 年 2 月発行
B5 判 218 頁
定価 3,850 円（本体 3,500 円＋税）

監修　石川　誠　水間正澄
編集　池田吉隆　取出涼子　木川和子

専門職による職種を超えたチームアプローチの作り方！

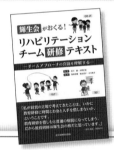

輝生会開設者の石川 誠が最も力を入れてきた
「教育研修」を余すことなく解説。
人材育成、リハビリテーションチームの醸成など
現場教育へ応用していただきたい一書です！

CONTENTS

詳しくはこちら！

全日本病院出版会
www.zenniti.com
〒113-0033 東京都文京区本郷 3-16-4　Tel:03-5689-5989
Fax:03-5689-8030

全日本病院出版会行

FAX 03-5689-8030

年　　月　　日

住 所 変 更 届 け

お 名 前	フリガナ	
お客様番号		毎回お送りしています封筒のお名前の右上に印字されております8ケタの番号をご記入下さい。
新お届け先	〒　　　　　　都 道 　　　　　　　府 県	
新電話番号	（　　　　　　）	
変更日付	年　　月　　日より	月号より
旧お届け先	〒	

※ 年間購読を注文されております雑誌・書籍名に✓を付けて下さい。

☐ Monthly Book Orthopaedics （月刊誌）

☐ Monthly Book Derma. （月刊誌）

☐ 整形外科最小侵襲手術ジャーナル （季刊誌）

☐ Monthly Book Medical Rehabilitation （月刊誌）

☐ Monthly Book ENTONI （月刊誌）

☐ PEPARS （月刊誌）

☐ Monthly Book OCULISTA （月刊誌）

FAX 03-5689-8030

全日本病院出版会行

FAX による注文・住所変更届け

改定：2015 年 1 月

毎度ご購読いただきましてありがとうございます.

読者の皆様方に小社の本をより確実にお届けさせていただくために，FAX でのご注文・住所変更届けを受けつけております. この機会に是非ご利用ください.

◇ご利用方法

FAX 専用注文書・住所変更届けは，そのまま切り離して FAX 用紙としてご利用ください. また，注文の場合手続き終了後，ご購入商品と郵便振替用紙を同封してお送りいたします. **代金が 5,000 円をこえる場合，代金引換便とさせて頂きます.** その他，申し込み・変更届けの方法は電話，郵便はがきも同様です.

◇代金引換について

本の代金が 5,000 円をこえる場合，代金引換とさせて頂きます. 配達員が商品をお届けした際に，現金またはクレジットカード・デビットカードにて代金を配達員にお支払い下さい(本の代金＋消費税＋送料). (※年間定期購読と同時に 5,000 円をこえるご注文を頂いた場合は代金引換とはなりません. 郵便振替用紙を同封して発送いたします. 代金後払いという形になります. 送料は定期購読を含むご注文の場合は頂きません)

◇年間定期購読のお申し込みについて

年間定期購読は，1 年分を前金で頂いておりますため，代金引換とはなりません. 郵便振替用紙を本と同封または別送いたします. 送料無料，また何月号からでもお申込み頂けます.

毎年末，次年度定期購読のご案内をお送りいたしますので，定期購読更新のお手間が非常に少なく済みます.

◇住所変更届けについて

年間購読をお申し込みされております方は，その期間中お届け先が変更します際，必ずご連絡下さいますようよろしくお願い致します.

◇取消，変更について

取消，変更につきましては，お早めに FAX，お電話でお知らせ下さい.

返品は，原則として受けつけておりませんが，返品の場合の郵送料はお客様負担とさせていただきます. その際は必ず小社へご連絡ください.

◇ご送本について

ご送本につきましては，ご注文がありましてから約 1 週間前後とみていただきたいと思います. お急ぎの方は，ご注文の際にその旨をご記入ください. 至急送らせていただきます. 2〜3 日でお手元に届くように手配いたします.

◇個人情報の利用目的

お客様から収集させていただいた個人情報，ご注文情報は本サービスを提供する目的(本の発送，ご注文内容の確認，問い合わせに対しての回答等)以外には利用することはございません.

その他，ご不明な点は小社までご連絡ください.

株式会社 全日本病院出版会　〒 113-0033 東京都文京区本郷 3-16-4-7F
電話 03(5689)5989　FAX03(5689)8030　郵便振替口座 00160-9-58753

FAX 専用注文書

ご購入される書籍・雑誌名に○印と冊数をご記入ください

5,000 円以上代金引換

○	書　籍　名	定価	冊数
	健康・医療・福祉のための睡眠検定ハンドブック up to date	¥4,950	
	輝生会がおくる！リハビリテーションチーム研修テキスト	¥3,850	
	ポケット判　主訴から引く足のプライマリケアマニュアル	¥6,380	
	まず知っておきたい！がん治療のお金，医療サービス事典	¥2,200	
	カラーアトラス　爪の診療実践ガイド　改訂第 2 版	¥7,920	
	明日の足診療シリーズ I 足の変性疾患・後天性変形の診かた	¥9,350	
	運動器臨床解剖学―チーム秋田の「メゾ解剖学」基本講座―	¥5,940	
	ストレスチェック時代の睡眠・生活リズム改善実践マニュアル	¥3,630	
	超実践！がん患者に必要な口腔ケア	¥4,290	
	足関節ねんざ症候群―足くびのねんざを正しく理解する書―	¥5,500	
	読めばわかる！臨床不眠治療―睡眠専門医が伝授する不眠の知識―	¥3,300	
	骨折治療基本手技アトラス―押さえておきたい 10 のプロジェクト―	¥16,500	
	足育学　外来でみるフットケア・フットヘルスウェア	¥7,700	
	四季を楽しむビジュアル嚥下食レシピ	¥3,960	
	病院と在宅をつなぐ 脳神経内科の摂食嚥下障害―病態理解と専門職の視点―	¥4,950	
	睡眠からみた認知症診療ハンドブック―早期診断と多角的治療アプローチ―	¥3,850	
	肘実践講座　よくわかる野球肘　肘の内側部障害―病態と対応―	¥9,350	
	医療・看護・介護で役立つ嚥下治療エッセンスノート	¥3,630	
	こどものスポーツ外来―親もナットク！このケア・この説明―	¥7,040	
	野球ヒジ診療ハンドブック―肘の診断から治療，検診まで―	¥3,960	
	見逃さない！骨・軟部腫瘍外科画像アトラス	¥6,600	
	肘実践講座 よくわかる野球肘　離断性骨軟骨炎	¥8,250	
	これでわかる！スポーツ損傷超音波診断 肩・肘 + α	¥5,060	
	達人が教える外傷骨折治療	¥8,800	
	ここが聞きたい！スポーツ診療 Q & A	¥6,050	
	訪問で行う 摂食・嚥下リハビリテーションのチームアプローチ	¥4,180	

バックナンバー申込（※ 特集タイトルはバックナンバー 一覧をご参照ください）

※メディカルリハビリテーション(No)

No_____　　No_____　　No_____　　No_____　　No_____
No_____　　No_____　　No_____　　No_____　　No_____

※オルソペディクス(Vol/No)

Vol/No_____　Vol/No_____　Vol/No_____　Vol/No_____　Vol/No_____

年間定期購読申込

※メディカルリハビリテーション　　　　　No.　　　　　から

※オルソペディクス　　　　　Vol.　　　No.　　　から

TEL：	（　　　）	FAX：	（　　　）	
ご 住 所	〒			
フリガナ			診療	
お 名 前		要捺印	科目	

FAX 03-5689-8030 全日本病院出版会行

MEDICAL REHABILITATION

バックナンバー一覧

各号定価 2,750 円（本体 2,500 円＋税）．（増刊・増大号を除く）
在庫僅少品もございます．品切の場合はご容赦ください．
（2022 年 11 月現在）

掲載されていないバックナンバーにつきまし
ては，弊社ホームページ（www.zenniti.com）
をご覧下さい．

2023 年 年間購読 受付中！
年間購読料 40,150 円（消費税込）（送料弊社負担）
（通常号 11 冊＋増大号 1 冊＋増刊号 1 冊：合計 13 冊）

click

全日本病院出版会 　　　　　　　　　　　　 検索

編集主幹：宮野佐年　医療法人財団健貢会総合東京病院
　　　　　　　　　　リハビリテーション科センター長
　　　　　　水間正澄　医療法人社団輝生会理事長
　　　　　　　　　　昭和大学名誉教授

No.282　編集企画：
安保雅博　東京慈恵会医科大学主任教授

Monthly Book Medical Rehabilitation　No.282

2022 年 12 月 15 日発行（毎月 1 回 15 日発行）
定価は表紙に表示してあります.
Printed in Japan

発行者　　末　定　広　光
発行所　　株式会社　全日本病院出版会
〒 113-0033 東京都文京区本郷 3 丁目 16 番 4 号 7 階
　　　　電話　（03）5689-5989　Fax（03）5689-8030
　　　　郵便振替口座 00160-9-58753

印刷・製本　三報社印刷株式会社　　　電話　（03）3637-0005
広告取扱店　㈱日本医学広告社　　　　電話　（03）5226-2791

© ZEN・NIHONBYOIN・SHUPPANKAI, 2022

・本誌に掲載する著作物の複製権・翻訳権・上映権・譲渡権・公衆送信権（送信可能化権を含む）は株式会社
　全日本病院出版会が保有します.
・JCOPY ＜（社）出版者著作権管理機構　委託出版物＞
　本誌の無断複写は著作権法上での例外を除き禁じられています. 複写される場合は, そのつど事前に,（社）出版
　者著作権管理機構（電話 03-5244-5088, FAX 03-5244-5089, e-mail: info@jcopy.or.jp）の許諾を得てください.
・本誌をスキャン, デジタルデータ化することは複製に当たり, 著作権法上の例外を除き違法です. 代行業者等
　の第三者に依頼して同行為をすることも認められておりません.